LE MÉDECIN DES PAUVRES

LES Maladies de l'Estomac ET LA Constipation

TRAITÉES ET GUÉRIES PAR LES PLANTES

SUIVIES D'UN

DICTIONNAIRE COMPLET DE L'ALIMENTATION

A l'usage des gastralgiques et des constipés

Par le Docteur Geo Davis et le Professeur Peyronnet

15e ÉDITION

Prix : 2 francs. — Franco : 2'50

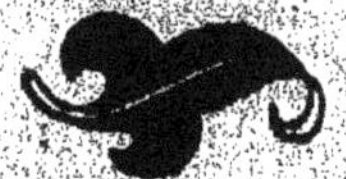

PARIS
187, RUE DU TEMPLE, 187
1905

LE MÉDECIN DES PAUVRES

LES

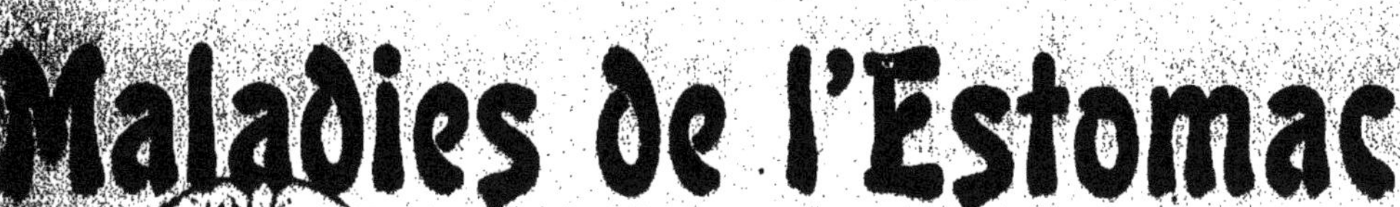

Maladies de l'Estomac

ET LA

Constipation

TRAITÉES ET GUÉRIES PAR LES PLANTES

SUIVIES D'UN

DICTIONNAIRE COMPLET DE L'ALIMENTATION

A l'usage des gastralgiques et des constipés

Par le Docteur **Geo Davis** et le Professeur **Peyronnet**

15e ÉDITION

Prix : 2 francs. — Franco : 2f50

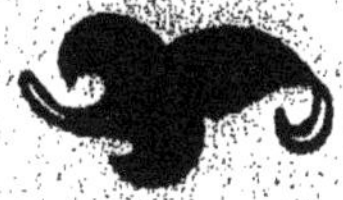

PARIS

187, RUE DU TEMPLE, 187

1905

LA MÉDECINE PAR LES PLANTES

OUVRAGES DES MÊMES AUTEURS

Vient de paraître la 21e édition du livre

LE MÉDECIN DES PAUVRES

Par le Professeur **Peyronnet** et le Docteur **Davis.**

Grand et beau volume illustré d'une carte représentant les herbes utiles.

Il donne l'explication des cent plantes médicinales, leurs propriétés, leur mode d'emploi, la description des maladies, leur traitement par les simples.

Prix : **2** francs. — Franco : **2f 25.**

Vient de paraître également la 12e édition du livre

Le Traité des Maladies secrètes de l'Homme et de la Femme

Par le Professeur **Peyronnet** et le Docteur **Davis.**

Donnant la description de ces redoutables maladies, leur traitement par les plantes et le moyen de s'en préserver.

Prix : **2f 50.** — Franco : **2f 75.**

Adresser les commandes et mandats à *M. le Directeur de la* **Médecine par les Plantes,** 187, rue du Temple, à Paris. — Téléphone 300-26.

LE MÉDECIN DES PAUVRES

LES MALADIES DE L'ESTOMAC ET LA CONSTIPATION

Traitées et guéries par les Plantes

SUIVIES D'UN

DICTIONNAIRE COMPLET DE L'ALIMENTATION

à l'usage des gastralgiques et des constipés

Par le Docteur **Geo Davis** et le Professeur **Peyronnet**.

15e ÉDITION

Prix : **2** francs. — Franco : **2f50**.

EN VENTE

Chez l'auteur, **Dr Davis**, rue du Temple, 187, Paris.
Téléphone 300-26.

Même Maison, rue Crémieux, 32, Paris.
Téléphone 928-49.

Pour la Belgique :

MM. Vincent et Cie, rue de la Montagne, 59, Bruxelles.
Téléphone 4295.

Pour l'Italie :

Cooperativa Farmaceutica
Piazza del Duomo, Milano.
Téléphone 2266.

Pour la Suisse :

Grande Pharmacie Centrale
Rue du Mont-Blanc, 9, Genève.
Téléphone 1898.

Pour l'Angleterre :

Pharmacie Normale, 60, Old Compton St, Sohr, London. W.
Téléphone 6141.

INTRODUCTION

QUE LE LECTEUR EST PRIÉ DE LIRE AVEC ATTENTION

Il faut bien que la constipation ait un grand retentissement sur l'organisme entier et le modifie singulièrement pour arriver à laisser voir sa présence jusque dans le caractère de la personne qui en est atteinte. Ne dit-on pas d'un homme grincheux, méticuleux, pointilleux : *C'est un constipé ?* Avec une affirmation aussi légèrement lancée, on se trompe souvent, mais très souvent on dit vrai.

La femme semble, au point de vue du caractère, supporter plus gaillardement les méfaits de la constipation..., mais elle laisse apercevoir cet état en manifestant des douleurs de tête ou du ventre, des pesanteurs, des vertiges, voire même des démangeaisons.

« On s'enrichit à chaque instant (fait dire Diderot au neveu de Rameau) ; un jour de moins à vivre ou un écu de plus, c'est tout un ; le point important est d'aller librement à la garde-robe... » Et le neveu de Rameau a raison. Il n'est guère besoin de longs discours pour faire connaître et apprécier à leur valeur tous les troubles occasionnés par la constipation. Il est cependant avéré qu'on se soigne d'autant mieux que l'on connaît son mal, la marche qu'il affecte, les troubles qu'il donne ou peut donner, sa ou ses causes. Il n'est meilleur médecin que le malade lui-même, qui, avec un esprit bien pondéré, une étude nette des signes qu'il présente, peut bien souvent, en ce qui concerne « ses misères », savoir ce qu'il a et ce qu'il lui faut. Un médecin lui est indispensable pour l'orienter, le guider...; à lui de suivre sa route quand il est sur la bonne voie...; il la parcourra non en aveugle, mais en connaisseur, évitant les embûches et prenant les raccourcis.

Nous pensons donc, dans ce livre, être utile aux constipés — ils sont légion — et aux personnes souffrant de l'estomac, — l'estomac et l'intestin bien souvent vont ensemble, — en leur indiquant minutieusement, détail par détail, et sans apparat, sans la tenue de cérémonie dont se revêt la haute science, mais simplement et tout aussi bien, ce qu'est la *constipation*, ses formes, ses causes, ses signes, ses complications ; ce qu'est la *gastralgie*, les troubles qu'elle occasionne, qui l'entretiennent. Avec un traitement simple, suivi, dirigé par le malade lui-même selon les jalons placés çà et là, nul doute que nous pourrons rendre aux organes malades leur libre fonctionnement. N'est-ce pas, en agissant ainsi, faire œuvre utile et rendre un grand service ?

Ce petit livre, à la portée de tous, peut être lu par les médecins qui, certes, y trouveront d'excellentes choses, non classiques, non imprimées dans leurs livres d'études. Nous avons depuis longtemps étudié la question, nous avons observé sans parti pris et pour nous faire une conception exacte des faits ; nous donnons le résultat de nos recherches. Nous avons, avec intention, écarté de notre étude tout l'inutile, nous ne mentionnons que le bon, le vrai. Notre traitement est simple, nous voulons avant tout *être utile et ne pas nuire*.

Pour être simple, il n'en est pas moins d'une efficacité telle qu'il réussit presque à coup sûr dans les cas où tous les autres traitements plus ou moins savants, compliqués et longs, sont restés sans résultats.

Guérir la constipation veut dire « permettre au malade après un traitement, d'aller à la garde-robe, librement, sans drogues. »

Guérir la gastralgie veut dire « éloigner pour toujours les troubles de l'estomac et de l'intestin. »

Par guérir, il faut donc entendre la guérison radicale et non cette guérison (qu'on ne devrait pas appeler ainsi) qui guérit sans guérir et permet au malade le bien-être à la condition de prendre sans cesse des médicaments.

Notre traitement intelligemment suivi par le malade qui se surveille et s'observe, suivi avec assiduité, donne d'excellents résultats, de nombreux témoignages en font foi. Il peut guérir les cas les plus chroniques. Il est bien entendu que souvent les récidives se présentent, mais, avec un peu de confiance et de persévérance, on arrive toujours fatalement à un résultat heureux et stable.

Enfin en terminant ces quelques mots d'introduction, nous tenons à avertir notre lecteur que le traitement sera uniquement végétal, car c'est bien de la médecine par les plantes que nous voulons faire.

Pour la constipation et la guérir, plus de calomel (qui n'est qu'un sel de mercure), plus de produits chimiques, soulageant momentanément mais qui ne font qu'augmenter l'inflammation de l'intestin, plus de ces produits réclames annoncés à grand fracas à la quatrième page de tous les journaux.

Pour les maladies d'estomac et les guérir, plus de ces cachets pharmaceutiques, de ces drogues, de ces potions, qui ne font qu'aggraver la maladie en fatiguant inutilement l'estomac.

Nos remèdes, nous les prendrons dans les plantes que la nature a mises si abondamment à notre disposition. Pourquoi absorber tant de produits chimiques, quand il y a tant de plantes laxatives, rafraîchissantes, dépuratives dont le mélange soigneusement et scientifiquement préparé rendra le bon fonctionnement à votre intestin et la guérison certaine à votre estomac malade?

Nous reviendrons ainsi à la médecine de nos pères, qui se soignaient avec les simples des champs et dont la robuste santé nous fait envie.

En agissant ainsi, nous mettrons en pratique une fois de plus la devise que porte notre autre livre *Le Médecin des Pauvres* :

Les herbes guérissent,
Les drogues tuent.

CHAPITRE PREMIER

La constipation. Quand doit-on dire que l'on est constipé.

LES CONSTIPÉS

La constipation n'est pas absolument l'absence ou la rareté des garde-robes. Telle personne vidant son intestin tous les jours, peut être constipée. Telle autre, le vidant seulement tout les deux ou trois jours peut ne pas être constipée. Certes, la normale, la grande généralité des cas, c'est qu'une personne bien portante, bien équilibrée quant aux organes, doit exonérer son intestin tous les jours. Mais du moment où nous parlons de constipation, nous sortons de la normale, et il s'agit de s'entendre pour bien comprendre la constipation et ne pas la traiter en aveugle, si l'on veut ne plus être constipé. Ne pas être constipé, c'est le souci de bien des gens. La constipation est un état abdominal qui leur donne un état d'esprit particulier. La constipation est pour eux une obsession.

Premier type. — Au lever le matin, la personne qui a l'idée fixe de la constipation en tête se présentera à la selle, et de cette présentation dépendra tout le bonheur ou tout le malheur de la journée. S'est-elle présentée avec un résultat, vous la verrez rayonnante, joyeuse, elle chanterait volontiers. Le résultat a-t-il été copieux, ce n'est plus de la joie qu'elle manifestera, mais de l'exultation, de l'orgueil pour ainsi dire; elle demandera « insolemment » si l'on va bien à la selle. Elle dira qu'elle connait le traitement efficace, immanquable, de la constipation, et elle donnera le traitement qu'elle a fait la veille. Elle vantera telle ou telle drogue, telle ou telle prescription.

Le résultat, au contraire, a-t-il été nul, la mine se rembrunit, le front est baissé, l'œil perd son éclat, l'esprit son assurance. Elle ne demandera pas « si l'on va », mais « ce qu'on fait pour aller ». Et ce manque d'exonération va devenir un cauchemar. Au repas de midi, ce sera le choix des aliments dits « laxatifs », les desserts dits « évacuants » ; s'il n'y a pas le choix, ce sera la querelle parce que les mets servis sont toujours des mets échauffants, parce que le régime carné est détestable, parce qu'on a le tort de ne pas surveiller son intestin, parce que.... Et si, par malheur, par distraction incompréhensible, le pauvre obsédé qui n'a pas eu de résultat, oublie le soir avant le repas de prendre sa pilule, voilà une nuit bien compromise.

Comment voulez-vous qu'une personne, ayant à toute heure du jour cette idée en tête, fasse mentir le dicton qui dit que les constipés sont tristes ! Cette personne qui se droguera, se lavementera, s'irriguera, se purgera, sera une personne « presque folle », le jour où ce manque d'évacuation s'accompagnera d'hémorroïdes.

Ce premier type de constipé (qui peut-être n'est pas un constipé), a droit à tous les soins, et pour son moral, sa santé d'esprit la tranquillité des siens, il est de toute nécessité de lui faire suivre un traitement simple et efficace. Celui-là c'est le constipé imaginaire.

Deuxième type. — A ce premier type, on peut opposer le type inverse : la personne qui n'a aucun souci de son intestin et qui a la prétention de le commander. L'exonération de son intestin est la moindre de ses préoccupations... Aussi elle ne comprend pas qu'on s'occupe de minuties semblables. Elle se plaint souvent de malaises; un jour, elle a quelques douleurs intercostales; un autre, un mal de tête lui fait garder la chambre; un autre, l'appétit fait totalement défaut; un autre encore, le ventre est ballonné. Toutes ces indispositions sont mises sur le compte soit d'un refroidissement, soit d'un excès de chaleur, soit d'une lecture ou d'une conversation ou d'un travail prolongé : une explication sera toujours prête... Mais jamais cette personne ne consentira à admettre que la constipation peut être une cause de ces malaises.

— Quand êtes-vous allé à la selle? lui demande-t-on.

— Quand? ma foi, je n'en sais rien.

Et elle réfléchit :

— Attendez... Hier... non, avant-hier... non... Eh bien, cela fait trois ou quatre jours... vous voyez que je ne m'en porte pas plus mal ?

Il faut avouer que ce deuxième type de constipé doit se soigner s'il veut bien se porter et doit être persuadé — il le sera s'il veut bien nous lire — que la constipation cause bien des méfaits et qu'éviter la constipation, c'est souvent éviter bien des maladies.

Troisième type. — Ce troisième type est représenté par une personne grasse, aux cheveux rares sinon absents, à la face congestionnée, à l'abdomen gros et tombant. C'est le type en un mot de l'obèse sans résistance musculaire, à la vie sédentaire, ou à la vie dans un air confiné.

Quatrième type. — Celui-là est représenté par le bilieux, maigre, aux traits énergiques, à la peau mate, aux cheveux noirs, au teint presque olivâtre ; c'est le type de la personne énergique, trop énergique.

Cinquième type. — Le convalescent, celui qui a eu à lutter contre la fièvre, la maladie, celui que tient l'anémie, dont les digestions sont pénibles, le travail difficile.

Sixième type. — Sur 100 femmes, quels que soient leur constitution, leur tempérament, on peut dire que 90 sont constipées. Au chapitre suivant, nous donnerons une des causes de cet état abdominal de la femme.

Septième type. — Sur 100 gastralgiques, ou personnes souffrant de l'estomac, ayant des douleurs dans cette région, soit après, soit avant, soit dans l'intervalle ou pendant les repas, on note 100 constipés, et sur 100 constipés on peut compter 50 gastralgiques d'où notre titre donné à ce volume : *Constipés et gastralgiques*. Nous verrons pourquoi cette liaison ; mais, auparavant, nous voulons dire quels sont les troubles, les malaises, les méfaits apportés par la constipation, car seuls peuvent être appelés constipés, ceux qui présentent ces signes.

Notre premier type, on peut dire, est le faux constipé. Nous ne reviendrons à lui que lorsque nous parlerons du traitement.

Les autres types, quels qu'ils soient, présentent plus ou moins de signes particuliers liés à la constipation ou à ses complications et tous doivent par conséquent se soigner.

SIGNES DE LA CONSTIPATION

Ne pas aller à la selle tous les jours n'est donc pas un signe de constipation. L'expulsion de matières fécales dures n'est pas un signe de constipation. On peut se porter très bien dans ces deux circonstances. On est constipé quand on présente des troubles locaux et généraux dans les premiers jours et jours suivants.

Dans les premiers jours, on ne ressent rien de bien particulier, peut-être une gêne dans le ventre. Rien de plus. On peut avoir des digestions lentes, pénibles, la tête lourde, l'haleine fétide. C'est là une question qui se pose : Pourquoi la constipation peut-elle donner une haleine fétide et le mal de tête? Qu'elle occasionne des troubles du côté de la digestion, du côté de l'intestin, du côté du foie, passe encore, c'est compréhensible, mais venir déranger la respiration et la tête, c'est peut-être exagéré, croit-on? Certaines personnes que jamais rien n'embarrasse ont bien vite trouvé une raison pour expliquer la fétidité de l'haleine, et voici leur raison. Quand on mange de l'ail, par exemple, ne sent-on pas l'ail tant que l'estomac en contient? Quand on boit de l'eau-de-vie, du cognac ou du rhum, — autre exemple, — l'haleine n'a-t-elle pas l'odeur du liquide absorbé? C'est donc de l'estomac que vient l'odeur.

Dans la constipation tout s'explique donc, c'est par l'estomac qui digère mal que l'haleine devient fétide.

Erreur, profonde erreur! En expliquant ici pourquoi et comment les choses se passent, nous ferons vite comprendre tous les troubles qui viennent à la suite de la constipation.

Certaines substances absorbées par l'estomac passent dans le sang, se répandent avec ce liquide dans tout le corps et sont expulsées au niveau des poumons par l'air expiré.

Au niveau du poumon il se produit, en effet, une ventilation énorme et un échange des gaz abondants : sont expulsés, ceux qui sont nuisibles à l'organisme, sont absorbés ceux qui sont utiles. Les poumons servent à la dépuration du sang en même temps qu'à sa régénération.

L'ail ou l'alcool a donc été introduit dans l'estomac, de là dans l'intestin. Puis, après avoir passé par le foie, le cœur, il est arrivé aux poumons où une partie a été expulsée; l'autre partie a continué sa course et passé dans la grande circulation des membres, du cerveau, des reins, pour revenir au cœur et aux poumons où s'opère une deuxième expulsion... et ainsi de même jusqu'à ce que la dernière trace soit rejetée au dehors. Le sang en charriant ainsi dans tout le corps ces produits en a imprégné l'organisme.

Si ces produits sont bons, l'état général s'en trouvera bien; s'ils sont mauvais on s'explique facilement les douleurs des membres, la gêne de la respiration, les troubles des urines, le mauvais fonctionnement du cœur, le mal de tête. Bons, ces produits donnent la vie; mauvais, il empoisonnent à petite dose. Ces propriétés de certaines substances d'être rendues par le poumon, sont utiles en médecine; dans la tuberculose, par exemple, la créosote chassée par les poumons est un antiseptique et tue les microbes de la maladie en fortifiant, en assainissant toutes les régions non malades.

Certes par des renvois, des hoquets, l'estomac peut rejeter certains gaz, certaines odeurs, mais il ne peut le faire qu'autant qu'il contient les aliments dégageant ces gaz et ces odeurs.

L'haleine fétide est donc due au passage dans le sang de gaz ou produits fétides qui sont rendus par l'air expiré au niveau des poumons.

Dans le cas de constipation, c'est au niveau de l'intestin que se fait l'absorption de ces produits malfaisants quand les matières fécales y séjournent trop longtemps.

Ceci ne fait-il pas comprendre tout de suite pourquoi le temps qui est fixé par l'expulsion des matières fécales ne peut être le même toujours. Si ces matières fécales contenues dans l'intestin sont le résidu d'aliments mal digérés ou qui ne conviennent pas à l'organisme, plus vite elles seront expulsées, mieux cela vaudra. Si, au contraire, ces matières fécales sont le résidu insignifiant d'aliments bien digérés et utiles à l'organisme, leur expulsion pourra bien être retardée un peu sans grand dommage. De plus, si les excréments sont durs, l'absorption qui se fait au niveau de l'intestin sera nulle, en vertu de ce principe sans exception, que « les corps ne sont absorbés que s'ils sont liquéfiés. » Si donc la constipation survient avec des excréments demi durs, la résorption se fera plus vite et sera plus dangereuse, car les poisons passeront plus facilement dans le sang.

Voilà donc expliqués la fétidité de l'haleine et le mal de tête.

Puisque nous en sommes sur ce point, disons encore comme remarque, sans empiéter pourtant sur le chapitre suivant où nous dirons les causes et le mécanisme, disons encore comme remarque, que l'haleine fétide et la mal de tête ne disparaissent pas aussitôt l'intestin vidé. Il faut encore que tous les poisons contenus dans le sang finissent d'être rendus par l'air expiré. C'est une question de peu de temps en général, quand la cause première, la résorption au niveau de l'intestin est supprimée, bien supprimée et que le fonctionnement de l'organe est bien assuré.

Tout cet aperçu nous permettra d'être plus bref pour les signes de la constipation affirmée.

Le ventre se ballonne... ceci est dû à un effet tout mécanique. L'intestin se trouve en partie obstrué, bouché et les gaz s'accumulent derrière le bouchon, distendent l'intestin et gonflent le ventre.

Les digestions deviennent pénibles aussi pour deux raisons. La première due au mauvais fonctionnement de l'organe par suite de l'empoisonnement général de l'organe, empoisonnement bien léger, soit, mais empoisonnement tout de même; la deuxième due à ce que les intestins distendus par les gaz compriment l'estomac et le gênent dans son fonctionnement.

Le mal de tête devient net, général, plus tenace. La langue se salit et se recouvre d'un enduit blanc sale, plus ou moins épais. Quelquefois il se produit des vomissements de bile et de mucosités, de glaires: C'est que le foie, lui aussi, fonctionne mal, gêné qu'il est par l'intestin et l'état général déjà mal en train.

Les choses peuvent devenir plus graves même : il peut survenir un véritable empoisonnement (stercorémie, ce qui veut dire mot à mot : matière fécale et sang). Les urines deviennent rares et foncées, le teint devient mat, la respiration courte, le cœur bat moins, les extrémités se refroidissent, des douleurs apparaissent dans les membres et aux jointures; les vertiges, la syncope entrent en scène; les vomissements sont alimentaires, bilieux et même fécaloïdes, c'est-à-dire possédant l'odeur et l'aspect des matières fécales. L'aspect du malade rappelle celui d'un homme ayant une obstruction intestinale (elle existe en réalité, puisque l'intestin est bouché par un bouchon de matières fécales) ou une hernie étranglée.

Pour déboucher le malade, il faut alors des moyens énergiques et mieux vaut prévenir que d'en arriver à ce point.

Chez la personne bien portante, ce dernier degré est rare; chez les personnes faibles, affaiblies, anémiques, il n'est pas rare. Il faut donc chez elles redoubler d'attention et de soins.

Une circonstance fréquente est celle-ci : un accident survient, le blessé garde le lit, — un accouchement a lieu, tout s'est bien passé, la mère est encore au lit, — un malade vient d'être opéré, — une fièvre grave est entrée en convalescence, sans raison apparente la fièvre s'allume, le malade va mal : la seule raison est la constipation.

Ceci pour prouver que chez les personnes faibles, l'intestin joue un grand rôle pour le rétablissement des forces.

A côté de ces cas aigus, alarmants, il en est d'autres moins apparents mais tout aussi nets. Ce sont les cas des personnes bien portantes qui peu à peu maigrissent, s'étiolent, deviennent molles, sans courage, sans forces, sans idées : elles végètent. C'est là, l'empoisonnement chronique. Chez elles, le poison agit lentement, au niveau de l'intestin, les aliments ne sont plus absorbés; seules, les matières fécales sont résorbées. De bons soins, intelligemment dirigés, remettent vite tout en place et on assiste à une véritable résurrection. Que de prétendus cancers, de supposées tumeurs guéris ainsi!

En effet, aux signes précédents que nous venons de donner, il faut ajouter le plus grand, celui qui, peut-être, inquiète le plus le malade. C'est la présence d'une grosseur en un point quelconque du ventre.

Souvent à droite au-dessus de l'aine, dans le ventre, ou à gauche, en un point symétrique ou encore en haut, en travers, au-dessus du nombril, près de l'estomac, le constipé a remarqué une grosseur, il l'a touchée, et il l'a sentie dure, résistante. Il a eu tout de suite l'idée d'une tumeur et cette idée s'est d'autant plus fixée dans sa tête que son état général est mauvais, qu'il perd l'appétit, maigrit et présente tous les troubles que nous avons cités ci-dessus. En hâte, tremblant, plus malade encore par la pensée que par le corps, il va trouver le médecin. Si celui-ci est peu familier avec les accidents de la constipation ou si un examen insuffisant a été fait, ou si le malade l'a mal dirigé dans son examen, il peut faire erreur et dire qu'il y a là une tumeur ou même un cancer. Le fait se produit chaque jour. Que ce même malade désespéré, on le comprend, s'adresse à un médecin familiarisé avec ces accidents : par des soins doux, bien dirigés, peu à peu la tumeur diminuera, disparaitra, la vie reviendra, le malade renaitra.

Qu'on aille ensuite dire au malade, qu'il n'avait ni tumeur, ni cancer, mais un simple amas de matières fécales! On serait bien reçu, on serait traité d'ignorant.

Le malade guéri aime en général à dire qu'il était incurable, en tout cas, au moins très malade. Il ne veut pas avouer qu'il a eu peur ou qu'il avait peu de chose.

Qu'il garde cette opinion qui lui fait plaisir et qui ne fait de tort à personne... au contraire puisqu'elle fait de la réclame pour l'habile médecin... Mais qu'il nous laisse dire et croire et assurer que beaucoup de cancers (prétendus cancers bien entendu), beaucoup de tumeurs (prétendues tumeurs bien entendu) n'étaient et ne sont autre chose que des matières fécales durcies accumulées, que nous pouvons facilement guérir et faire à jamais disparaitre en garantissant l'absence de toute récidive.

Tels sont les principaux signes de la constipation et les principaux aspects sous lesquels elle se présente. Nous pouvons maintenant dire quelles en sont les causes.

En donnant après les complications qu'elle peut produire, nous la connaitrons à fond et serons à même d'expliquer et d'exposer son traitement rationnel, efficace et définitif.

CHAPITRE II

Les causes de la constipation.

Les causes de la constipation, simples à comprendre, sont nombreuses et souvent associées. On peut les ranger pour mieux les étudier et exposer sous divers chapitres :

1° Les causes d'ordre anatomique, c'est-à-dire dépendant de la situation et du trajet de l'intestin.

2° Les causes d'ordre physiologique, c'est-à-dire dépendant de la vitalité de l'intestin.

3° Les causes d'ordre alimentaire, c'est-à-dire dépendant du contenu de l'intestin.

4° Les causes d'ordre pathologique, c'est-à-dire dépendant de circonstances anormales.

Avant d'aborder ces quatre chapitres, que nous nous efforcerons de rendre clairs et de mettre à la portée de tous, il nous paraît indispensable de donner un aperçu de ce qu'est la fonction normale et de décrire le voyage d'un aliment depuis son entrée dans l'estomac, jusqu'à sa sortie du tube digestif.

I. Voyage d'un aliment de l'estomac a l'anus.

Quel voyage! que d'aventures! de péripéties! de heurts! de métamorphoses! Que de luttes! Quel travail! Quel bel ouvrage à écrire pour une plume rabelaisienne : la satire, l'épopée, le tragique, le comique, voir même l'élégie et l'églogue pourraient se donner rendez-vous sous le manteau de l'allégorie. Nous ne parlons pas du romanesque qui, dans l'occasion, ne ferait pas défaut. Soyons moins romanesque et plus médecin.

A son arrivée dans l'estomac, l'aliment, mastiqué, pétri, imbibé de salive, enveloppé de liquide et d'air, est pétri à nouveau, lavé dans l'estomac au milieu d'un liquide, le *suc gastrique*, qui le transforme en le dissolvant et en en faisant des matières absorbables. Le défaut de bon fonctionnement de l'estomac peut être une première cause de constipation, retenons-le et retenons aussi que, si la gastralgie ou dyspepsie a une influence sur l'intestin et la constipation, l'intestin, de son côté, a une influence sur le fonctionnement de l'estomac. Bien trituré, bien transformé, bien à point après un temps variable selon sa nature, l'aliment franchit le pylore, quitte l'estomac et commence sa traversée intestinale, en abordant le duodénum, qui est pour ainsi dire un deuxième estomac.

Dans cette première partie de l'intestin (le duodénum), l'aliment (qui porte le nom de chyme) subit trois influences qui du *chyme* vont faire le *chyle*.

Ces influences sont celles du *suc entérique* ou intestinal, des *sucs hépatiques* et la bile, du *suc pancréatique,* le foie et le pancréas viennent, en effet, déverser leur liquide dans l'intestin au niveau du duodénum.

Ce travail opéré, toutes les parties nutritives de l'aliment sont assimilables et peuvent, pour le grand bien-être de la nutrition générale, être absorbées. L'intestin va s'en charger. Mais retenons aussi que le mauvais fonctionnement du duodénum et de son liquide, du foie et de la bile, du pancréas et de ses sécrétions peuvent être trois nouvelles causes de constipation.

L'intestin grêle ou petit intestin n'a d'autre but que de puiser par un travail merveilleux tout ce qui peut être pris de l'aliment et de le transporter dans le sang. L'intestion grêle a environ 8 mètres de long. C'est lentement que l'aliment transformé va parcourir ces 8 mètres, de façon à ce qu'arrivé au huitième mètre, tout ce qu'il contient d'utile ait pu être appréhendé pour la nutrition. Cette marche lente est assurée :

1° Par un liquide spécial fabriqué par l'intestin, ayant l'aspect de mucosité et qu'on nomme *suc entérique*. Ce liquide visqueux, onctueux a pour effet aussi de neutraliser certains corps et d'assurer l'état liquide des aliments à absorber. Car, en effet, dans la traversée des 8 mètres, les aliments ne sont pas encore des excréments et sont toujours liquides. Si ce liquide intestinal,

---

pour une raison ou une autre, devenait trop abondant ou trop rare, il s'ensuivrait des troubles que nous allons voir tout à l'heure.

2° *Par la bile*. La bile (un homme en fabrique un litre et demi en vingt-quatre heures) empêche les fermentations qui pourraient se produire dans ce liquide nutritif, et, en excitant l'intestin, facilite sa contraction et par conséquent la marche en avant de l'aliment. Si la bile vient à manquer dans l'intestin et à suivre une autre voie de déversement, la constipation se produit et avec elle la fétidité des excréments.

3° *Les contractions de l'intestin*. L'intestin est un tube musculeux et nerveux irrigué par le sang et des vaisseaux absorbants. Les muscles se contractent de telle façon qu'ils font avancer ce que contient le tube intestinal. Ce sont les nerfs qui font contracter le tube. Ces nerfs sont indépendants de la volonté, ce sont des nerfs très influençables et souvent influencés de telle sorte que leur fonctionnement trop violent ou trop nul entraîne la contraction de l'intestin (spasme) ou sa dilatation brusque (paralysie), deux états qui, nous le verrons, sont encore des causes de constipation. Ces mouvements de l'intestin sont favorisés par la respiration qui fait un massage continuel du ventre, par la marche, le mouvement qui produit le même fait.

L'aliment a franchi les huit mètres du petit intestin. Abondant à son entrée, il est amoindri à sa sortie. Il est devenu une bouillie. Il franchit une soupape (valvule des apothicaires, plus tard nous verrons pourquoi ce nom) et arrive dans le gros intestin.

Le gros intestin encadre le ventre. Il commence à droite par un cul de sac (le cœcum et l'appendice) et remonte jusqu'aux côtes à droite, traverse au niveau de l'estomac le ventre pour aller à gauche et descend tout le côté gauche du ventre obliquant à la fin en arrière pour se terminer à l'anus.

Le gros intestin a pour but de prendre au liquide qui lui arrive ce qui aurait pu être oublié par le petit intestin et de fabriquer l'excrément, en en assurant la sortie.

L'aliment séjourne donc d'abord dans le cul de sac, remonte le gros intestin, traverse le ventre au niveau de l'estomac et redescend à gauche l'intestin. Là, il s'arrête un temps. Sa marche est assurée dans ce parcours par les mouvements de l'intestin et par le liquide intestinal. Reste-t-il trop longtemps à droite dans le cœcum, les mouvements de l'intestin ne sont-ils pas assez puissants pour le faire monter, il détermine là une accumulation qui peut dégénérer en inflammation (typhlite); l'appendice, reste d'intestin des ruminants, qui ne nous sert à rien et qui est placé au bout du cœcum peut s'obstruer, se dilater, s'enflammer (appendicite). Nous reviendrons sur ces points de première importance.

Plus le liquide s'avance dans le gros intestin, plus il se durcit et revêt la consistance du mastic. A l'état normal, il arrive ainsi jusqu'au niveau du rectum dans la partie terminale du gros intestin qu'on appelle l'S iliaque; c'est sa dernière station, de là il est expulsé.

Quand l'S iliaque est distendu, quand le rectum est plein on éprouve le besoin d'aller à la selle absolument comme on éprouve le besoin d'uriner quand la vessie est pleine.

La vessie n'est pas extensible indéfiniment, étant un réservoir fermé. L'intestin est très extensible par lui-même et, de plus, il permet l'accumulation à l'arrière.

L'intestin distendu, le besoin se faisant sentir, on va à la selle. Naturellement on s'accroupit. Cette position favorise la distension de certains muscles, la contraction d'autres muscles. Le ventre est légèrement comprimé par les cuisses, puisqu'on est accroupi. On fait effort, l'anus fermé en temps ordinaire est forcé par la pression qui se passe au-dessus de lui.

L'intestin se contracte et l'aliment ayant fait sa course, n'étant plus utile à notre nutrition, est expulsé sous forme de matière fécale.

La matière fécale en général est de la consistance du mastic, de couleur brunâtre et d'odeur variable selon les aliments ingérés et le degré de fermentation. En général, à côté de cette odeur particulière, il en est une, constante, fade, qui est celle du liquide intestinal.

La matière fécale est rendue brune par la bile qui arrête, nous l'avons dit, les fermentations et atténue l'odeur. Dans les cas de jaunisse, dans les cas où la bile n'arrive pas ou n'arrive plus en assez grande quantité dans l'intestin, les matières fécales sont blanches et très fétides. La couleur jaune, observée chez les nourrissons et les personnes alimentées avec du lait, tient à ce que les matières tinctoriales de la bile ne sont pas altérées, la bile est jaune et reste jaune dans ces cas.

La matière fécale se compose donc de la bile, de mucosités qui peuvent devenir solides, comme dans l'entérite membraneuse, de détritus de l'intestin qui toujours, comme la peau, se renouvelle et rejette les parties qui l'ont constitué, des aliments qui n'ont pas été digérés ou absorbés.

De ce fait il faut conclure qu'une personne qui ne mange pas doit quand même aller à la selle. Moins souvent, moins abondamment, soit; mais il lui faut toujours évacuer son liquide intestinal, sa bile et les débris de renouvellement de la muqueuse intestinale.

II. Causes d'ordre anatomique.

L'homme était-il créé pour marcher à quatre pattes (quatre mains si l'on veut)? Peu importe.

Constatons qu'il marche sur deux pieds depuis bien des siècles et qu'il ne s'en porte pas plus mal. Constatons aussi que s'il était obligé de changer son genre de locomotion, il serait bien gêné!

Cette question toutefois a sa raison d'être quand on étudie les affections abdominales.

Marchant à quatre pattes, l'homme a son ventre horizontal. L'effet de la pesanteur est nul dans ces conditions et les matières fécales, dans un intestin peu vigoureux, avancent quand même vers la sortie puisque tous les points de leur parcours sont à peu près sur le même niveau. Marchant verticalement, debout, l'intestin présente deux points faibles: le cœcum et le rectum, qui, dans cette situation, ont une direction verticale et non plus horizontale. Au cœcum, nous l'avons dit, commence la formation des matières fécales et là se produit un temps d'arrêt, une stagnation des produits de la digestion. A la partie la plus basse, la plus déclive du cœcum se trouve l'appendice, et il est aisé de comprendre que, dans la station debout, rien que par le fait de la pesanteur, les matières fécales sont en rapport avec l'orifice de l'appendice. Au cœcum aussi siègent les ulcérations de la fièvre typhoïde. Le cœcum est, sans contredit, le point faible de tout l'intestin. Pour faire suivre aux matières fécales une marche ascendante et leur faire remonter tout le gros intestin ascendant, il faut au cœcum une force musculaire, une force de contraction assez intense. Cette force, il la possède bien; car à son niveau se réunissent des bandes de renforcement musculaire, mais cette force, en lutte continuelle avec la pesanteur et l'afflux des matières de l'intestin grêle, faiblit souvent; le cœcum se laisse envahir, se laisse distendre, devient paresseux et voilà une cause de constipation.

Au niveau du rectum, même fait avec des causes différentes. Le rectum à l'état normal ne doit pas contenir de matières fécales; il sert à les expulser et non à les garder. Aussitôt que les excréments, après avoir parcouru les différentes parties du gros intestin, c'est-à-dire la partie ascendante, la partie transversale, la partie descendante et la partie terminale qu'on appelle S iliaque, aussitôt que les excréments, dis-je, abordent le rectum, qui a une structure tout à fait différente du reste de l'intestin, le besoin d'aller à la selle se fait sentir. Quatre-vingt-dix-neuf fois sur cent, nous faisons la sourde oreille à l'avertissement de la nature; si le besoin n'est pas impérieux, nous contractons le sphincter de l'anus, qui obéit à notre volonté tant qu'il n'est pas trop pressé par le contenu et l'exigence intestinale. Les matières ne peuvent sortir. Peu à peu elles glissent dans le rectum, nous nous défendons davantage. La pesanteur aide ce glissement, le tassement se fait dans le rectum, graduellement, petit à petit. Nous luttons toujours. Le rectum se laisse distendre de plus en plus, il se dilate même en forme d'ampoule et les matières viennent là se concréter, s'amasser, se durcir, faisant un véritable bouchon. La constipation est établie. Pour vider le rectum, il faut alors réveiller ses contractions, secouer sa paresse, diluer, séparer la masse des matières avec des lavements, des irrigations, de l'huile, voire même avec les doigts ou un manche de cuiller!

Dans ce cas encore, la station verticale a aidé au tassement des matières fécales.

Chez la femme, cette constipation rectale, — la constipation cæcale est la même et se produit dans les mêmes conditions, — la constipation rectale nécessite un temps d'arrêt pour l'étude de circonstances particulières et aggravantes.

Le rectum chez la femme, est limité en avant par un organe mobile, la matrice et par un conduit creux, le vagin. Ces deux organes, matrice et vagin, vont jouer un rôle considérable sur la constipation chez la femme. On sait quelle est la fréquence de la constipation chez celle-ci. Nous allons en dire les causes.

Prenons un cas complet, une femme qui réunit toutes les causes de la constipation rectale. C'est moins rare qu'on pourrait le croire.

Il s'agira d'une femme ayant eu des enfants ou une grossesse. Son utérus (matrice) sera déplacé et tombé en arrière. Son vagin aura été distendu. Son périnée aura été déchiré.

La matière tombée en arrière appuie sur le rectum et l'aplatit plus ou moins, rétrécit sa lumière.

Les figures 1 et 2 font comprendre ce qui se passe. Dans ce cas le rectum sera d'autant plus vite constipé et envahi qu'il est pour ainsi dire bouché. De plus, les matières fécales, si elles peuvent, passeront petit à petit le détroit, le défilé, l'endroit de l'aplatissement, arriveront au-dessous en trop petite quantité pour réveiller le besoin; elles s'accumuleront d'autant plus facilement que le rectum poura se distendre de beaucoup, puisqu'en avant il a l'espace du vagin, lequel vagin, à son tour, se laissera aplatir par la compression du rectum distendu comme le rectum s'est laissé lui-même aplatir par l'utérus basculé en arrière. Cette distension se fera d'autant mieux que : 1° par suite de la déchirure au moment de l'accouchement, les muscles du périnée (sa force) ont été lacérés; 2° d'autant mieux que, à chaque effort, à chaque poussée que la femme fera pour vider son intestin, la matrice basculée en arrière recevra du haut du ventre une poussée de haut en bas dans le sens de la flèche *(fig. 2)*. Cette poussée exagérera sa chute en arrière sur le rectum, tendra à boucher celui-ci davantage et déterminera des douleurs dans le bas-ventre, douleurs dues à la matrice dont la mauvaise situation sera forcée et aux coliques intestinales puisque la poussée qui tend à faire vider l'intestin, tend en même temps à le boucher en appuyant davantage la matrice sur lui.

Là se trouve l'explication de la constipation si fréquente chez la femme. La présence de la cavité vaginale facilitant la distension du rectum, le manque d'énergie dans les contractions intestinales par suite de déchirures de fibres musculaires profondes notamment d'un muscle énorme qu'on appelle releveur de l'anus et souvent le déplacement de la matrice sont des causes qui, jointes à celles que nous avons dit exister chez l'homme, font que 95 femmes sur 100 sont constipées. Celles qui ne le sont pas sont celles en général fortement musclées, qui n'ont jamais résisté au besoin d'aller à la selle et qui n'ont pas eu de grossesse. Mais une disposition naturelle fait encore s'accroître la constipation. Cette disposition, commune à l'homme et à la femme, entretient la constipation chez l'un et chez l'autre, une fois qu'elle est établie.

Toutefois, elle est plus facilement exagérée chez la femme que chez l'homme. Exagérée, c'est le mot, car elle existe normalement, mais l'exagération crée un mauvais fonctionnement. Au point où le rectum se termine à l'anus, un peu en avant, il y a dans sa direction un changement; il se produit alors un angle dont l'ouverture regarde en arrière, cet angle est en rapport avec le canal de l'urètre chez l'homme, avec la cavité vaginale chez la femme (<). Au niveau de cet angle, il se produit, par stase des matières, une dilatation, une poche, l'ampoule rectale. Cette poche est plus facile à se produire chez la femme, parce qu'il n'y a pas de tissus résistants formant obstacle. Chez les personnes constipées, c'est un arrêt, un point envahi toujours par les matières fécales. Chez les personnes non constipées, la poche n'existe pas, il y a une simple dilatation. Cette disposition finale de l'intestin est donc encore une condition anatomique facilitant la constipation; c'est un point faible de l'intestin.

Revenons à la disposition ci-dessus décrite chez la femme et disons tout de suite le remède à apporter à cette situation chez la femme. Nous n'aurons pas à y revenir, à faire un chapitre spécial de ce point au traitement.

Si la femme, au lieu d'avoir la noblesse de l'attitude verticale, marchait à quatre pattes, les inconvénients dus à la déchirure, à la connexité du vagin, ne seraient pas détruits, ni même atténués, mais la matrice ne serait pas en arrière. La pesanteur ferait moins descendre les matières fécales, n'aurait aucune influence sur l'exagération de la mauvaise position de la matrice.

L'utérus (matrice) est un organe mobile. Il reste tombé en arrière, quand un choc violent, un séjour trop prolongé au lit à la suite de fièvre, de blessure, d'accouchement, un défaut de constitution, une maladie, ont affaibli les tissus qui le tiennent en place, en lui donnant la tonicité, en l'empêchant de se congestionner, ou ont détruit ou allongé les cordages qui tendent à le maintenir dans sa position allongée en avant.

L'utérus étant un organe mobile et des circonstances l'ayant forcé à rester basculé en arrière, il paraît évident que la station verticale, la position debout, par le fait de la pesanteur, par le fait de la pression de la masse intestinale sur l'organe, l'empêchent de revenir à sa situation première et, au contraire, le fixent en arrière.

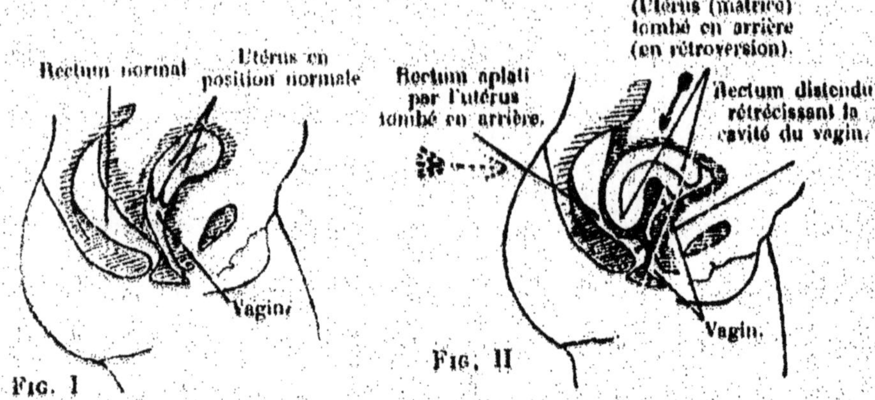

Pour expliquer la constipation par le renversement de la matrice.

La position couchée sur le dos agit de même; mécaniquement, il est facile de s'en rendre compte. Mais, si la femme « se tient à quatre pattes » ou plutôt dans la situation du musulman qui adore Allah, c'est-à-dire à genoux le derrière en l'air, le nez sur le sol (position dite génu-pectorale), les lois de la pesanteur voudront que de son propre poids l'utérus retombe à la partie la plus basse du corps, c'est-à-dire en avant, c'est-à-dire à sa place. Ce retour à sa place normale ne sera pas instantané, rapide, mais se fera par un glissement lent, progressif, continu, semblable à celui (pardon

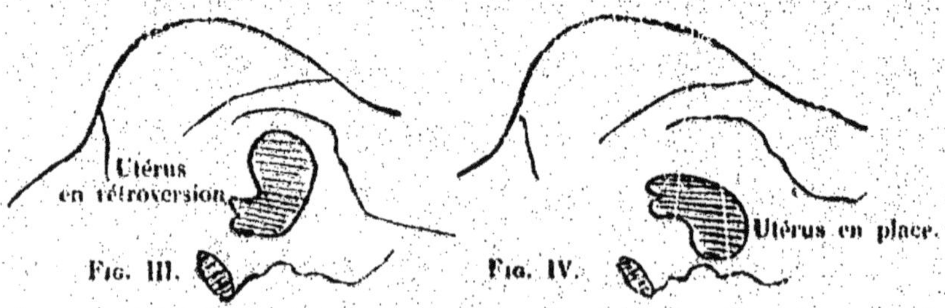

Position genu-pectorale ramenant la matrice à sa place.

de la comparaison) d'une limace qui glisse lentement pour aller d'un endroit à un autre.

L'utérus à sa place, c'est d'abord la guérison d'un vice de situation de l'organe qui est fertile en complications et en douleurs de toutes sortes, c'est ensuite la suppression d'une cause de la constipation. Que de femmes qui souffrent du ventre et sont constipées et n'ont pas d'autres causes à leurs douleurs et leur constipation que la matrice tombée en arrière !

La situation couchée à plat ventre n'est pas suffisante pour ramener l'utérus à sa place. On peut s'en rendre compte par la figure n° 1. Qu'on place cette figure de façon à ce que la femme paraisse couchée à plat ventre. La pesanteur agira sur les organes et sur la matrice déplacée dans le sens de la flèche pointillée. Alors, qu'on juge : loin de revenir à sa place, la matrice, au contraire, exagérera son déplacement en arrière. Pour agir avec efficacité, il faut que la femme ait le siège élevé, les cuisses droites *(fig. 1)* et la poitrine touchant le sol *(fig. 2)*.

Cette position guérit bien des personnes. Mais bien des femmes aussi ne veulent pas s'y astreindre parce qu'elle est fatigante et qu'elles n'y croient pas. Cependant, combien en avons-nous guéries !! Pour atténuer chez elles la fatigue de cette position et pour enlever ce que cette position peut avoir de grotesque, il est facile de fabriquer un meuble qui tienne de la chaise longue, et qui permette à la femme, quand elle lit, de lire commodément et en même temps de soigner son ventre. Aujourd'hui tout le monde sait lire; aujourd'hui, tout le monde lit le journal. Nous prescrivons la lecture du journal, au moins la lecture d'un feuilleton, sur ce meuble spécial qui donne la bonne position et ne fatigue pas. N'est-ce pas là joindre l'utile à l'agréable ? Toute femme devrait avoir chez elle ce siège d'un nouveau modèle qui, nous n'en doutons pas, finira par devenir d'un usage commun. Les anciens mangeaient couchés sur le cubiculum, les peuples orientaux et du sud font la sieste, pourquoi ne pas admettre les conversations, le repos, la lecture sur des sièges spéciaux destinés à la suppression de la douleur, au fonctionnement régulier de l'organisme, à rendre par conséquent la vie plus longue et plus agréable ?

Cette position qui paraît bizarre au premier abord et faute d'habitude, n'a cependant rien de choquant, rien qui ne soit esthétique. Nous dirons même qu'elle peut faire ressortir, apprécier la grâce, la souplesse, la « ligne », de la plus belle moitié du genre humain.

Pour les hommes et pour les femmes (dont la matrice est bien placée), la position allongée suffit, est même très utile; pour les femmes dont la matrice est déplacée (très fréquent), la position couchée ne suffit pas. Il faut absolument la position genu-pectorale.

Cette position, d'ailleurs, ne peut qu'être bonne pour toutes les femmes. Chez les femmes normales, elle repose l'organe, le maintient en bonne place, tonifie par conséquent les tissus, les muscles, les ligaments, qui chaque jour ont tendance au relâchement. Chez les femmes anormales, elle remet tout en place. Nous serons plus loin obligé de reparler de cette position, aussi n'insistons-nous pas.

Nous disons que, chez l'homme, la position couchée facilite la disparition de la constipation, le fait s'explique facilement d'après ce qui précède. Cependant, il est de notion courante que le lit où on est dans la position allongée amène fatalement la constipation. A cette objection nous répondrons que l'excès nuit en tout, et que les meilleures choses peuvent devenir les pires. Une personne qui reste longtemps couchée est une personne malade, ce qui déjà charge notre donnée; de plus, manquant d'exercice, elle manque d'appétit, mange moins; de plus, manquant d'exercice, elle ne fait pas le massage naturel, instinctif, involontaire du ventre, massage que fait la marche, l'effort, le chant, la course, etc. Le lit ne constipe que lorsqu'on en abuse, la sieste courte ne constipe jamais. Tous ces aperçus sont évidents à la simple réflexion, nous n'en parlons que pour aller au-devant d'une objection que pourraient nous adresser certains esprits chagrins.

III. Causes d'ordre physiologique.

Un fait physiologique est un fait naturel, normal. La physiologie est l'étude de ces faits. Dans ce chapitre, nous nous proposons d'indiquer comment et pourquoi l'absence de certaines conditions physiologiques peut entraîner la constipation.

Mais ne quittons pas la partie mécanique de la constipation sans l'avoir épuisée complètement et sans dire ce qu'elle a à faire dans ce chapitre de physiologie.

Aux temps préhistoriques (voire même historiques), les exigences impérieuses de notre organisme faisaient utiliser l'ombre d'un arbrisseau, l'abri d'un ravin pour permettre à la nature un libre cours que veut cacher une civilisation raffinée et qu'entrave sûrement ce qu'on veut appeler le confortable. Aux jours où l'on utilisait et où on utilise la protection des haies, des taillis... ou de la solitude de la campagne, on n'est guère difficile, trop heureux que l'on est de pouvoir obéir aux ordres intestinaux. On n'a nul besoin d'un bon siège élevé, ni trop haut, ni trop bas, à la hauteur des jambes, on n'a cure d'un siège plus ou moins ciré ou somptueux, on est simplement accroupi : c'est la position naturelle, la seule qu'on devrait avoir à ces moments-là, la seule qui aide l'intestin, la seule qui évite l'effort, la seule en un mot pour laquelle a été fait notre organisme. Aussi quel bien-être, quel plaisir après cette opération en plein air. Que d'aveux confidentiels! on rayonne, on est plus heureux cent fois qu'au sortir d'un hygiénique et confortable water-closet, qu'on quitte toujours la mine renfrognée, mécontent parce qu'on n'a pas la bonne sensation de la fonction bien accomplie. Les progrès de la civilisation, la nécessité de se cacher à soi-même qu'on a des besoins naturels de bête, l'hygiène des grands centres veulent des endroits spéciaux plus ou moins clairs, plus ou moins aérés, mais toujours mal commodes et bien souvent anti naturels.

Pour ménager l'effort, la poussée, il faut une position basse du siège. Cette position basse exige l'écartement des jambes et des cuisses. Cet écartement exige la dilatation de l'anus. On sait que l'expression populaire dit : « serrer les fesses », quand il s'agit de résister à une sollicitation intestinale; on sait par expérience que cette expression rend bien la réalité. L'écartement des fesses favorise le passage des excréments, en faisant perdre aux sphincters leurs résistances. Pas de résistance à vaincre, pas d'effort puissant à faire.

Assis au contraire, douillettement assis, on « pousse » mollement parce qu'on est à l'aise, n'ayant pas hâte de terminer cette opération pour peu qu'une lecture soit intéressante. Assis, on pousse mollement parce que la partie inférieure du ventre n'est pas retenue par les cuisses comme dans la position accroupie et que, non maintenue, l'effort n'est pas seulement dirigé en bas vers l'anus, mais se trouve disséminé dans tout l'intestin et sur tout le ventre. Assis, on fait mal un effort, aucun muscle n'étant contracté. Assis, les fesses se trouvent moins écartées. La position assise est une mauvaise position qui est propice aux constipations. Ayez donc des sièges bas, ou montez sur les sièges... Mais ne vous asseyez jamais sur les sièges pour toutes sortes de raisons, d'abord pour celle que nous indiquons, ensuite pour beaucoup d'autres hygiéniques sur lesquelles nous n'avons pas à nous arrêter, mais que laissent entrevoir ces simples mots « affections contagieuses ».

D'ailleurs l'instinct, cette main-mise sur nous par la bonne nature qui veille sur sa progéniture, l'instinct nous fait rectifier les positions vicieuses que nous pouvons prendre et qui peuvent nous être préjudiciables. Observez : l'habitué des water-closets confortables, à siège élevé, de façon à éviter la fatigue se tiendra non pas assis correctement, mais fera avec son buste une ligne presque parallèle au plancher de l'endroit qu'il habite momentanément. Ainsi il immobilise tant bien que mal sa paroi abdominale. L'autre, l'amateur de la pleine nature, accroupi, aura le buste non pas perpendiculaire au sol, mais presque droit; il n'aura pas besoin de soutenir son ventre sur ses cuisses, ce seront ses cuisses qui soutiendront son ventre.

Ajoutez à cela que, dans la position assise, les anneaux inguinaux et cruraux (points faibles du ventre où siègent toujours les hernies) ne sont pas pour ainsi dire tamponnés par les cuisses et, en conséquence, chez les personnes prédisposées, la production des hernies est facilitée par la position assise, et, au contraire, empêchée par la position accroupie.

Telle est la partie de mécanique physiologique que nous avions à donner. Nous entrons d'emblée maintenant dans l'exposé des causes physiologiques.

Ces causes sont dues : 1° à l'estomac; 2° au duodenum; 3° à l'intestin.

Nous avons laissé entrevoir précédemment comment une mauvaise digestion stomacale, comment une mauvaise digestion duodénale pouvaient avoir un retentissement sur la constipation en

---

POUR VIVRE LONGTEMPS *(Suite)*.

plus opiniâtre et rafraîchissent le sang de manière à le purifier. Comme pour les graines de lin, on en prend une cuillerée à bouche, dans un verre d'eau fraîche, le soir avant de se coucher et le matin en se levant.

laissant passer dans l'intestin des aliments non digérés, irritants, jouant le rôle de corps étrangers et déterminant des altérations du tube intestinal, amenant d'abord des diarrhées, puis de l'irritation, puis finalement la constipation. *En un mot la dyspepsie donne la constipation. La constipation, en retour, donne la dyspepsie.* C'est là un cercle vicieux sur lequel nous ne disons rien, devant nous y arrêter dans ce livre, plus loin, l'étude de la constipation une fois terminée. Seul l'intestin doit nous retenir et nous devons dire comment il peut, par ses sécrétions, par les liquides qu'il reçoit, par ses nerfs, donner la constipation. Ce sont surtout les nerfs qui, dans l'intestin, jouent un rôle immense. Disons d'abord ce que font les sécrétions intestinales et les liquides reçus. Nous montrerons ensuite le rôle des nerfs et leur rôle sur les sécrétions, autrement dit comment les nerfs dominent toute la scène.

L'intestin, sur tout son parcours, contient un liquide filant, visqueux, une espèce de salive destinée à lubrifier les parois et à achever la digestion en faisant dissoudre certains produits; cette dissolution favorisant l'absorption, c'est-à-dire le passage dans le sang, dans l'organisme. Ce liquide, suc intestinal, mucus intestinal, est fabriqué, sécrété par des glandes qui se trouvent en quantité innombrable et présentent à celui qui veut les étudier deux aspects bien différents. Mais nous n'entrerons pas dans le détail. Ce liquide filant, visqueux, est sans cesse entraîné, balayé par le passage des aliments digérés et par les gaz que la désorganisation de ces aliments fait naître.

Ces gaz se mélangent à cette mucosité, la rendent un peu mousseuse. Cette mucosité retient dans ses mailles des gaz. Gaz et « glaires » font souvent mauvais ménage. Il se forme des mélanges qui se traduisent par des bruits que l'oreille entend et que l'on sent parfaitement. Ces bruits (borborygmes) sont occasionnés par la circulation des gaz à travers les glaires tout le long de l'intestin, ces gaz ayant à traverser des amas de glaires et formant le bruit de l'air qui traverse une couche d'eau « glou, glou », ou étant forcés de passer à travers des points rétrécis de l'intestin. Ces points rétrécis sont formés par des contractions. Nous allons y arriver. Si ces gaz sont très abondants, ils distendent l'intestin.

L'intestin distendu se contracte mal, les aliments ne progressent guère, la constipation n'est pas loin, car n'oublions pas *que la constipation se prépare dans le petit intestin.*

Les liquides (glaires) sont-ils trop peu abondants, la digestion, l'absorption, la digestion finale n'a pas lieu; les parois intestinales ne sont plus lubréfiées, les résidus alimentaires glissent moins bien, séjournent ou, au contraire, irritent l'intestin. Dans le premier cas, c'est la constipation en perspective; dans le deuxième cas, la diarrhée. Les liquides sont-ils trop abondants, c'est la diarrhée infaillible.

Il est difficile de parler de la constipation sans avoir à parler de la diarrhée. La diarrhée est, dit-on, l'opposé de la constipation. Oui, par le mot, non pas précisément par le fait physiologique : un diarrhéique peut être un constipé. Nous devons donc ici ouvrir une parenthèse pour dire quelques quelques mots sur la diarrhée. Ces quelques mots compléteront la notion de constipation que nous voulons faire comprendre.

Nous ne ferons pas une étude complète de la diarrhée. Nous ne parlerons que de la diarrhée liée à la constipation ou si on peut dire : la diarrhée de la constipation.

Un constipé, de temps en temps, a la diarrhée, sans raison apparente. Cette diarrhée ne dure pas plusieurs jours, elle est assez abondante, en voici les causes :

1° L'intestin irrité à la longue par la rétention des matières fécales se contracte, se vide.

2° Cette irritation de l'intestin n'est pas due seulement au contact direct des matières, car on sait que certaines personnes peuvent pendant des semaines ne rien évacuer. Elle est occasionnée par l'entrée en scène du petit intestin. Le petit intestin prépare la constipation et opère la diarrhée. Le gros intestin fait la constipation et subit la diarrhée. Certes, lui aussi a sa diarrhée (dysenterie) mais il est bien entendu qu'en ce moment nous ne parlons absolument que de la diarrhée chez les constipés. Comment l'intestin grêle entre-t-il en scène? En digérant mal.

Le gros intestin s'est laissé distendre « forcé »; ses parois se contractent mal et les résidus de la digestion viennent en lui s'entasser, s'accumuler, s'amonceler, formant une colonne qui s'élève plus ou moins haut de l'anus dans le côlon descendant, c'est-à-dire dans le côté gauche du bas-ventre. Il ne réagit plus et se laisse envahir. Qu'advient-il? Tout le monde sait que le gros intestin absorbe. Un exemple est le lavement nutritif, le lavement de laudanum. Un verre de vin pris en lavement peut griser. Le gros intestin va donc absorber tout ce qui est assimilable dans cet amas de résidus alimentaires, véritable colonne de rebuts. Il va absorber peu, c'est vrai, car heureusement il est enduit lui aussi de glaires, de mucosités qui vont « graisser » ses parois, les isoler un peu, empêcher leur irritation par le contact direct des matières. Mais ces mucosités vont dissoudre une partie des résidus solubles des matières. Ces résidus seront résorbés, absorbés par l'intestin et passeront dans le sang, dans le foie. Cette absorption sera peu abondante, lente en général, plus ou moins abondante, plus ou moins lente selon les personnes et selon aussi la nature des résidus attendant l'évacuation. Ces produits résorbés, qu'a dédaignés l'intestin grêle, qui est notre filtre pourvoyeur, qui choisit ce qu'il nous faut et rejette ce qui peut nous nuire, ces produits résorbés ne peuvent être que poisons pour nous. Ce sont eux qui vont, en se répandant dans notre organisme, donner lieu à tous ces troubles généraux, tous ces signes de la constipation dont nous avons parlé au chapitre Ier. Nous sommes envahis par eux. Nous les détruisons de notre mieux, car la police est bien faite en nous. Ce ne sont pas des poisons violents, aussi peu à peu le foie les retient et les expulse, l'air « expiré » les chasse, les dissout et les expulse, mais sans cesse renouvelés, ils attaquent sans cesse, irritent le système nerveux. Le système nerveux irrité traduit sa réaction par des troubles plus ou moins accentués, des troubles dans le sommeil, des troubles dans les organes, du côté du tube digestif, par de la dyspepsie d'abord pouvant aller jusqu'au vomissement, dyspepsie due aux sécrétions altérées des glandes, et par des troubles de l'intestin grêle qui subit soit une paralysie qui se manifeste par du ballonnement, des bruits intestinaux, soit par une constipation, un spasme qui est cause de coliques. Paralysie ou spasme ont la même conclusion : la diarrhée. Car dans ces deux cas les glandes intestinales sont enflammées, ne sécrètent plus normalement, la digestion intestinale se fait mal : raisons plus que suffisantes. La paralysie et la contraction se suivent toujours, ce sont les deux plateaux de la balance qui oscille. L'intestin grêle par sa dyspepsie, par ses contractions, réveille la paresse, l'atonie du gros intestin qui s'est laissé distendre, car le gros intestin n'est pas un isolé, il est la suite du petit, subit les mêmes lois, les mêmes ordres, les mêmes influences nerveuses. Le gros intestin se contracte. L'expulsion de la colonne commence. Vient d'abord une selle solide plus ou moins pénible, puis une autre à peu près semblable... au grand étonnement (et plaisir) du constipé, étonné d'être un pareil réservoir... puis le solide parti, vient le liquide. Il se fait une sorte de balayage, de nettoyage, d'irrigation, le liquide est composé de mucosités : glaires, bile, toujours au grand étonnement du constipé qui s'écrie : « Bon ! me voilà en diarrhée... que d'eau !... que d'eau !... d'où me vient toute cette eau ?... » Enfin la scène change, après la diarrhée liquide viennent quelques coliques... c'est la fin. Le tout revient en ordre. L'intestin s'est vidé, a chassé le fumier qui empoisonne l'organisme... Et voilà jusqu'à une autre séance qui reviendra dans un délai plus ou moins long, jusqu'à ce que la machine se détraque complètement.

A ce tableau, ajoutons une hémorroïde (le constipé y a droit) qui a crevé. Et voilà un organisme remis à neuf, expurgé, saigné, débarrassé de tous ses poisons, le teint clair, l'urine splendide, l'appétit parfait, l'haleine fraîche, les idées lucides... tout à souhait.

Cette diarrhée, qu'on pourrait appeler curative, providentielle... et qui est simplement naturelle, est utile à connaître et fertile, quand on l'étudie, en enseignements et en renseignements que nous utiliserons.

Elle est utile à connaître, car elle dénote le constipé encore bien équilibré, le constipé qui n'a besoin encore d'aucun secours... mais qui ferait bien de veiller à ne pas trop se reposer sur cette sagesse de la nature. Cette diarrhée avertit qu'il faut veiller et, à la moindre alerte, se soigner doucement si on ne veut pas le délabrement ou les drogues énergiques.

Elle est fertile en enseignements, car elle apprend comment guérissent certains états maladifs caractérisés par ces signes décrits au chapitre de la constipation ; en renseignements, car elle nous montre comment un purgatif peut faire disparaître ces états, mais non les guérir, puisqu'il ne les prévient pas et ne fait rien pour les empêcher de se reproduire ; qu'un purgatif, voire même laxatif, peut être malfaisant, agissant sur les glandes intestinales, puisqu'il produit une évacuation qui sera suivie d'une constipation. N'oublions pas que diarrhée et constipation sont les plateaux d'une balance qui oscille, cherchant son équilibre (nous le répétons avec insistance).

En parlant de la diarrhée, nous avons montré quel était le rôle joué par le système nerveux sur l'intestin, mais nous n'avons pas assez dit comment il agissait et dans quelles conditions il agissait.

Le système nerveux intestinal est indépendant de la volonté; généralement, ses réactions sont lentes, et non pas vives, soudaines. Toutefois, dans certains cas, elles peuvent être extraordinairement rapides, nous n'en voulons pour preuve que les émotions violentes qui peuvent occasionner des diarrhées subites que nous expliquerons à la fin de ce paragraphe; toute réaction rapide donne lieu à des douleurs de l'intestin (coliques).

L'intestin, tout au long, peut être comparé à un tube dont les parois seraient composées de plusieurs tissus.

Les différents tissus de l'intestin sont, en allant de sa face extérieure à son intérieure; le péritoine, qui l'enveloppe et qui, en même temps, le retient attaché à la colonne vertébrale; une couche de muscles, partie contractile, qui, en se contractant, tend à diminuer la longueur de l'intestin, par conséquent, à faire plisser les couches plus profondes et à faire déplacer le contenu.

Cette couche est comparable à une série d'anneaux à côté les uns des autres, capables de diminuer de dimension, de rapetisser, d'une couche muqueuse qui contient les artères, les veines et les canaux destinés à absorber les aliments. Dans les muscles se trouvent les terminaisons des nerfs pour la couche qui se retient dans sa longueur et pour la couche qui se resserre.

Prenons tout de suite un exemple: un anneau de la couche circulaire se rétrécit: il se forme momentanément un rétrécissement dans le tube de l'intestin. Tout ce qui est au-dessus est arrêté dans sa marche et dilate l'intestin. Tout ce qui est au-dessous continue sa marche et l'intestin se trouve vidé. Ces rétrécissements nerveux, spasmodiques, ne sont pas rares et expliquent bien des coliques, bien des douleurs.

En général, la contraction des deux couches musculaires longue et sourde a lieu en même temps; il est facile de se rendre compte de l'effet produit. Le contenu se trouve chassé, et comme la contraction commence toujours du côté de l'estomac pour se propager, comme une vague, vers l'anus, on conçoit que le contenu est chassé de l'estomac vers l'anus. Une contraction fait chasser; une paralysie donne la distension, les deux couches qui se contractent ne se contractant plus.

Il y a des contractions et des paralysies passagères. On peut même dire qu'elles sont toujours passagères, plus ou moins longues en durée, mais jamais persistantes, à moins de tumeur ou de cas tout à fait morbides.

Sur le gros intestin, la couche musculaire, qui est en long, n'est pas en forme de manchon, mais se divise en trois bandelettes. Ce qui donne à peu près l'aspect de ces rideaux que l'on voit aux fenêtres, gondolés d'espace en espace entre deux ou trois ficelles tendues en long, soutenant les parties gondolées. A la réunion de ces trois bandelettes, à droite dans le bassin, se trouve l'appendice; à gauche, dans le petit bassin, le rectum qui, lui, a toute une couche musculaire.

De cette disposition, il résulte que les excréments qui séjournent dans cette partie de l'intestin prennent la forme mamelonnée.

Tout le long de la couche profonde de l'intestin, depuis l'estomac jusqu'au rectum, se trouvent des glandes, nous l'avons dit, en nombre considérable, d'autant plus considérable que cette couche profonde de l'intestin (muqueuse) n'est pas lisse, tapissant uniformément la couche précédente, mais plissée, on pourrait dire, disposée en feuillets superposés. Ces glandes donnent une mucosité plus ou moins abondante dont nous avons vu l'utilité et sont commandées, réglées, par le système nerveux qui peut les faire sécréter plus ou moins, leur faire rendre plus ou moins de liquide, les tarir ou au contraire les gonfler. Généralement, la contraction de l'intestin fait augmenter le liquide des glandes; au contraire, la distension diminue la quantité de mucosités.

L'action des nerfs sur les glandes, peut être aussi très rapide, et c'est à cette action que sont dues les diarrhées abondantes nerveuses, dues aux émotions, à la peur; soit aux maladies nerveuses, goitre exolphtalmique, paralysie générale, ataxie, etc. Le petit intestin (qui est plus riche en glandes que le gros) est donc le facteur de la diarrhée. Ne contenant jamais de matières solides, il prépare donc surtout la constipation, par une mauvaise digestion des aliments ou un liquide intestinal raréfié. Nous insistons sur ce point avec intention.

Les nerfs intestinaux sont sensibles à toutes les manifestations extérieures et à certains médicaments. Impressionnés, ils agissent, en général, sur les couches musculaires et sur les glandes. Quelquefois ils n'agissent que sur les muscles ou sur les glandes, quelquefois même sur une seule couche musculaire. Certains médicaments les font agir ainsi séparément. Les agents physiques extérieurs les font agir, en général, sur les deux couches musculaires et sur les glandes.

L'exercice. — On sait que le séjour au lit constipe. L'exercice, au contraire, fait une sorte de massage de l'intestin. Ce massage détermine une action sur les terminaisons nerveuses pour le bien de l'organisme.

Le *froid; la chaleur*. — Les températures extérieures agissent sur la contractilité de l'intestin. Une simple compresse d'eau froide peut le faire contracter et déterminer une évacuation, voire même de la diarrhée, si la réaction est suivie de colique (contraction violente). Une compresse chaude (cataplasme) peut empêcher une contraction trop violente de l'intestin (colique) et ramener le calme. Autrement dit, le froid semble agir sur l'intestin pour le faire contracter, une chaleur vive produirait les mêmes effets. Une chaleur douce tend à rétablir l'équilibre.

La *fatigue* selon les cas donne ou non la contraction ou la paralysie (par paralysie entendons atonie), c'est-à-dire paralysie momentanée.

Les *efforts*. — Tout mouvement violent, tout effort a une action sur l'intestin. Le coït rentre dans cette catégorie. On sait que certaines personnes ont toujours la diarrhée ou des selles copieuses après le coït.

Les *règles* chez la femme ont une influence marquée sur l'état de leur intestin, sans qu'on puisse dire exactement quelle est cette influence. Certaines femmes sont très constipées aux approches des époques; d'autres, au contraire, sont aux prises avec la diarrhée. Il s'agit là d'une influence nerveuse et congestive de toute la région abdominale, influence passagère, mais périodique.

Dans un autre ordre, l'habitude, les émotions joyeuses ou pénibles ont aussi une action.

Les médicaments agissent sur les nerfs intestinaux, mais c'est à un autre chapitre qu'il en sera question. Mentionnons seulement ce fait très important, de toute première importance, et ici ne parlons que de cette observation quotidienne. Certains fumeurs n'auraient pas de selle, s'ils n'avaient pas leur cigarette du matin. Il est vrai que, dans bien des cas, on peut faire intervenir l'habitude, la prédisposition, mais n'oublions pas non plus que, précisément chez les prédisposés, le tabac peut avoir une influence, parce que le tabac contient la nicotine et que la nicotine est un poison agissant sur les centres nerveux.

Voilà donc décrits la disposition des nerfs, leur action, les parties sur lesquelles ils agissent, les agents qui les impressionnent. Reste à dire comment ils agissent. Nous le rappelons : lentement, progressivement ; toute action rapide est une action qui n'est plus naturelle.

Toute action rapide détermine des coliques, des douleurs au niveau du siège le plus énergique de cette action. Aux environs du nombril sont les douleurs quand le petit intestin est en cause ; dans le côté gauche, en bas, les douleurs irradiées du gros intestin, à sa partie terminale, et du rectum ; dans le côté droit, en bas, de la fin du petit intestin et du gros, de l'appendice ; en haut, au niveau du creux « dit de l'estomac » sont les douleurs dues à l'estomac ou au gros intestin transverse ; en haut, à droite, des douleurs dues au foie et au gros intestin ; en haut et à gauche, des douleurs dues au gros intestin. Quand tout le ventre est pris, sans fièvre, de douleurs, de coliques, il faut s'attendre à une débâcle, tout l'intestin est en contraction brusque.

Mais à côté de ces actions brusques, rapides, il est des actions lentes, mais persistantes, durables. L'intestin est contracté, le ventre est plat. Il y a des douleurs légères, durables. Est-il contracté à certains endroits plus qu'à d'autres, on a des douleurs en un point, on a des gargouillements, des « glou-glou ». Les gaz et les mucosités en circulant ou franchissant des endroits rétrécis, des coudures, se compriment, puis se dilatent, brassent les liquides ; l'intestin est dilaté, le ventre est ballonné (météorisé), les gaz distendent les parois intestinales, la constipation est la règle, ou bien la diarrhée liquide.

La dilatation de l'intestin peut être brusque. La contraction brusque donne la diarrhée, nous l'avons vu. La dilatation brusque donne un état de malaise caractérisé par une distension rapide, soudaine. On se sent lourd, le ventre, croit-on, va éclater. Certains auteurs, non des moindres, soutiennent que le ballonnement abdominal est dû à des gaz provenant des aliments mal digérés ou engendrant des gaz. Ce fait peut être, mais il est rare et en tout cas n'est pas l'unique cause du ballonnement.

Nous avons tous des gaz dans l'intestin. Ces gaz sont dus aux fermentations, soit aux décompositions chimiques, soit aussi à l'air que nous ingérons. Nous pouvons dire que nous avons toujours dans l'intestin la même quantité de gaz, que notre ventre soit ou non distendu. Ces gaz sont utiles au brassage des aliments, à leur progression, et qui sait?... Ces gaz renouvelés sans cesse, expulsés sans cesse, sont utiles indiscutablement. Ils sont trop ou trop peu abondants et nul doute pour nous que certains cas d'affections intestinales sont dus au manque de gaz. Ces cas sont mal connus, mal étudiés. On n'y a jamais pensé peut-être. Trop abondants, ils déterminent aussi des troubles. Il est difficile de dire quand il y en a trop ou trop peu. Mais avec un examen approfondi, suivi, on peut arriver à le savoir : mais les cas sont variables d'un sujet à un autre, même chez le même sujet.

A-t-on trop de gaz parce que l'on est ballonné! Certes non. Nous finissons ce chapitre par cette observation.

Bien portant, un être humain a un ventre ordinaire. Une contrariété lui survient, une émotion : immédiatement, son ventre se ballonne; s'il s'agit d'une dame, il faut immédiatement enlever lacets et corset. — S'est-il donc subitement fabriqué des gaz? Non. Mais il y a eu atonie intestinale (paralysie), les gaz soumis à une douce pression par les parois intestinales se sont dilatés, la pression cessant, et ont distendu l'intestin, d'où ballonnement. Puis, soudain, la cause de l'émotion disparaît. On était alarmé tout à l'heure, on rit maintenant, parce que l'alarme était vaine, n'avait pas sa raison d'être. Vite la tonicité de l'intestin revient, les gaz rentrent en bon ordre et le ventre n'est plus ballonné. Le ballonnement dépend non pas d'une trop grande quantité de gaz, dans la grande majorité des cas, mais d'un défaut de contraction de l'intestin qui se laisse distendre : les aliments qui donnent des gaz ou les chassent, agissent sur les nerfs intestinaux et sont bien innocents de ce dont on les accuse ou on les loue. On prend le résultat pour la cause.

Un constipé est forcément un « gazeux » puisque l'intestin paresseux n'est pas en contraction, mais en distension.

IV. Causes d'ordre alimentaire.

En état de bonne santé un homme rend environ 850 grammes de salive, 1 litre et demi d'urine, 1 litre de bile, sans compter la transpiration. N'est-il pas naturel qu'il rende aussi un taux à peu près constant de matières fécales. On mange, dira-t-on, on doit avoir des selles proportionnelles à la nourriture absorbée. Certes, bien fou qui voudrait le nier. Cependant, il y a un cependant.

Certains aliments laissent plus ou moins de déchets. Plus on boit, plus on urine. Il est pourtant certaines boissons qui font uriner moins que d'autres. Il y a donc une distinction à faire, nous la ferons. Ce que nous voulons constater, c'est ce fait : qu'on boive ou non, qu'on mange ou non, les rouages de l'organisme fonctionnent toujours. De ce fait, on doit, qu'on mange ou non, avoir des déchets de l'intestin, déchets qu'on doit éliminer, rejeter ; ces déchets se composent de liquide intestinal, de débris de la partie interne (muqueuse) de l'intestin qui se renouvelle comme la peau, comme la paume des mains.

On doit donc naturellement, sans aliments, avoir quelque chose à rejeter par l'intestin, une quantité plus ou moins grande, soit, mais une certaine quantité ; que ce rejet ait lieu chaque jour ou tous les deux ou trois jours, peu importe, mais il doit avoir lieu, ou l'état général s'en trouvera mal à l'aise. N'a-t-on pas quelquefois la diarrhée, même sans absorber la moindre nourriture ? La diarrhée, c'est la fabrication trop considérable de la bile et du liquide intestinal... en supposant, bien entendu, qu'on soit à jeun.

A quantité égale, certaines boissons font uriner plus que d'autres... ; à quantité égale, certains aliments donnent des selles plus abondantes.

Il est même des aliments qui sont absorbés en entier et qui ne laissent aucun résidu solide, le résidu qu'ils laissent passant par le foie ou les veines. Au nombre de ces aliments, il faut citer le lait.

Le lait est un aliment qui n'est pas également supporté par tout le monde. Chez certains, il donne la diarrhée ; chez d'autres, il occasionne la constipation.

Qu'importe la raison, constatons le fait ; et disons qu'avant de suivre un régime lacté, il faut savoir comment le lait est supporté. La suppression du lait, le matin, ou l'addition au lait d'un peu de café, voire de chocolat, peut supprimer une constipation opiniâtre. Inversement, chez certains diarrhéiques, le lait, le matin, peut régulariser la fonction intestinale.

Les œufs constituent aussi un aliment sans résidu, mais les œufs constipent. Les aliments qui sont absorbés en entier plus évidemment ne donnent pas de charroi à l'intestin et le laissent éliminer seulement les produits de rejet normal (bile, suc intestinal) ; ce n'est pas à dire qu'ils constipent ; ils ne favorisent pas la fonction intestinale, c'est tout. Les œufs sont des aliments sans grand résidu, mais en plus ils sont riches en albumine (blanc de l'œuf) et l'albumine agissant sur les liquides intestinaux, les coagule et entrave leur rôle. Les œufs nous conduisent donc à étudier les aliments qui ont une action sur l'intestin.

L'action que peut avoir un aliment sur l'intestin est une action: sur les contractions du tube intestinal; sur les glandes en activant ou diminuant leur sécrétion; sur le liquide des glandes en le coagulant ou le dénaturant; en un mot sur l'innervation du tube intestinal, favorisant plus ou moins spécialement une manifestation de cette innervation momentanément touchée.

Nous donnerions volontiers une liste des aliments d'après les effets produits, mais il est facile de constater que cette liste serait fausse, les aliments n'agissant pas chez tous de la même façon et tous n'étant pas absorbés en même proportion.

C'est à cause de ces actions diverses sur l'organisme qu'on ne peut, en médecine, que considérer les grandes lignes, les gros faits ou alors les petits détails, en admettant qu'il y a toute une gamme de nuances qui, imperceptibles, constituent par leur agglomération ce qu'on est convenu d'appeler le tempérament, la constitution.

Plantons dans un même terrain, un pommier, un poirier, une vigne, un prunier, un chêne, etc., tous ces arbres pousseront et puiseront dans la terre et dans l'air les mêmes éléments mais non pas en mêmes proportions: l'un prendra un centième de plus de ceci, ou un millième de moins de cela; l'autre variera encore les proportions et les mêmes nourritures prises en des proportions différentes feront des arbres et des fruits d'essence différente.

De même les mêmes aliments pris par des personnes de sexe ou de tempérament divers, voire de nationalités différentes, feront chez les uns ou les autres un obèse ou un maigre, donneront aux poils une couleur particulière et aux teints une complexion différente. Pourquoi ne pas admettre dès lors qu'un aliment, différent aux uns, peut être un constipant chez les autres ou un laxatif?

Un aliment est, en effet, composé d'un nombre infini de produits (gaz, bases, acides, résidus fixes). Chaque organisme puisera dans ces aliments, comme les arbres dont nous parlons ci-dessus, des matériaux qui ne différeront pas par leur nature, mais par leurs quantités puisées, les autres quantités non puisées devant être rendues par les selles en plus ou moins grande quantité.

V. CAUSES D'ORDRE PATHOLOGIQUE.

Ces causes sont nombreuses, nous les mentionnerons seulement. La constipation qu'elles occasionnent n'est pas la constipation liée à un état général, mais liée à une cause locale disparue, la constipation disparaîtra.

Toutes maladies ayant une action sur l'intestin occasionneront la constipation ou la diarrhée. Nous avons vu que c'était là deux maux presque inséparables, (les deux plateaux de la balance qui oscille).

Ces causes sont mécaniques, sans fièvre, empêchant le libre cours du contenu intestinal. Elles aboutissent toutes à l'*obstruction* plus ou moins complète de l'intestin, qui est plus ou moins bouché! Ce sont :

Les *corps étrangers* (noyaux, os, médicaments en poudre agglomérés, calculs venant du foie, corps insolubles absorbés par la bouche, pierres, etc.).

L'*occlusion intestinale* due à une partie de l'intestin rentrant dans l'autre comme un doigt de gant.

Les *hernies* (sans parler des hernies étranglées).

Les *tumeurs* qui poussent sur ou dans l'intestin ou qui, nées sur des organes voisins, appuyent sur l'intestin et oblitèrent son canal. Là doivent se ranger chez la femme les kystes, les tumeurs du bas-ventre, la grossesse, les déplacements de la matrice dont nous avons parlé au § 1.

Les *rétrécissements* qui naissent à la suite de tumeurs, de dysenterie, d'ulcérations ou de syphilis.

Les *hémorroïdes* qui agissent comme tumeurs et aussi par leur douleur.

En effet, à côté des causes mécaniques sont les *causes douloureuses*, pourrait-on dire.

La douleur est une cause de la constipation. A chaque selle, le malade éprouve de telles douleurs, pendant et après, qu'il préfère

---

la constipation absolue au renouvellement de cette douleur. Certaines douleurs sont telles qu'elles provoquent la syncope. On comprend que la constipation dans ces cas est un fait presque volontaire, mais dû à une douleur.

Une *hémorroïde fissurée, ulcérée* peut déterminer une douleur assez vive pour arrêter le plus brave au seuil des water-closets. L'hémorroïde (qui n'est qu'une varice des veines du rectum) peut être occasionnée par toute autre chose que la constipation, mais à coup sûr elle est exagérée par la constipation et, bien plus, elle peut être causée par elle, et la causer.

La fissure à l'anus est certes l'affection la plus douloureuse, la plus terrible... bien qu'insignifiante par elle-même. C'est une sorte d'éraillure, de crevasse qui siège près du sphincter dans les plis qui en rayonnent. Cette ulcération, quand le sphincter se distend, que les plis se déplissent, cause une douleur suraiguë dont on se ressent pendant plusieurs heures. C'est la cause principale de la constipation douloureuse, ou constipation volontaire. Nous en donnerons plus loin le traitement; ici, donnons seulement les règles hygiéniques qu'on devrait employer pour éviter la fissure et la guérir à son début, quand elle est encore récente.

Il est une invention qui a rendu un service immense à l'humanité et qui a contribué à la révolutionner; car sans elle, l'imprimerie n'existerait pas, et on sait que de l'imprimerie date l'émancipation de l'homme et sa marche en avant dans le progrès.

Nous voulons parler du papier; que serait l'humanité sans papier? Nous laissons au lecteur qui en a le loisir le soin de réfléchir à ce que nous deviendrions, si, du jour au lendemain, le papier était supprimé.

S'il était supprimé, les fissures à l'anus seraient peut-être plus rares dans l'humanité. On sait que le papier est d'un usage courant chez les peuples civilisés pour nous permettre de remédier à une lacune de la nature.

Chez les animaux, la nature a pourvu à ce qu'en général les anus ne soient pas trop souillés, soit qu'elle ait permis comme chez le cheval, la sortie et la rentrée de la muqueuse rectale, soit qu'elle ait placé l'anus au plan le plus postérieur de l'animal.

A l'animal, de plus, elle a fourni une queue qui, souvent ne cache rien, mais qui, en fait, pourrait cacher.

Chez l'homme, l'anus est tout au fond d'un détroit, il n'est pas placé au plan le plus postérieur, mais sans doute, pour remédier à l'absence de queue, la nature l'a dissimulé, caché dans une fissure formée par les deux fesses plus ou moins proéminentes.

Certes, dans la position naturelle, les deux fesses se trouvent éloignées; certes, pendant l'effort, l'anus, si l'on peut dire, s'extériorise assez et la nature, si on la suivait toujours, aurait assez bien fait les choses pour que l'anus humain ne soit pas trop maculé après une garde-robe. « Aurait assez bien fait les choses », disons-nous : Elle eût pu mieux les faire, car elle a semé chez certains, dans ces régions, des poils qui sont, sinon un obstacle, au moins un superflu.

Mais nous forçons la nature : par la position assise, l'écartement des fesses est diminué, souvent insuffisant; l'effort est moins puissant, l'extériorisation de l'anus moins accentué, il s'ensuit que le papier est indispensable.

Le papier, voilà la cause de nos malheurs..., même quand il s'agit de question anale.

Quel papier employons-nous ?

Si nous étions à la campagne, livrés aux seules ressources de la nature (toujours elle, elle revient toujours, elle nous est inséparable) nous serions obligés de nous contenter... quelquefois de rien (mais nous aurions eu la position naturelle et ce rien pourrait être momentanément suffisant... en cas d'urgence; nous ne le souhaitons malgré tout à personne et ne le recommandons pas au point de vue propreté).

La plupart du temps ce rien (vraiment insuffisant, surtout si la personne est pileuse... et même sans cela), ce rien est remplacé par herbe, feuilles, foin, etc. La feuille, l'herbe et le foin sont des produits naturels qui peuvent être recouverts de poussière, mais poussière non adhérente en général, non dangereuse, car on sait qu'à la campagne les microbes sont rares et moins virulents, étant sans cesse en contact avec un air renouvelé, non vicié.

A défaut de ces produits, on ose utiliser, horreur ! un papier qu'on trouve dans un fourré ou dans un champ et qui, peut-être, fera son deuxième service !! Ce papier est déjà de beaucoup inférieur aux herbes. Pour peu qu'on ait en ses poches un journal ou quelques imprimés, on se croit sauvé.

Le journal est dangereux, tout papier est dangereux.

Sans refaire le chapitre de Rabelais où Gargantua étonne

Grandgousier, son père, par ses procédés ingénieux, variés de son imagination, nous devons déclarer pourquoi le papier est dangereux.

Le papier est dangereux, parce que plié, froissé, chiffonné, il peut, par ses plis, faire des arêtes vives, tranchantes. A qui n'est-il jamais arrivé de se couper avec une feuille de papier?

La muqueuse anale n'a pas la dureté de la peau. Un moindre pli peut l'égratigner et l'égratignure est faite par du papier qui a séjourné dans des poches insalubres (réfléchissez au peu de salubrité des poches, vrai cloaque), — qui a passé dans plusieurs mains et qui, le plus souvent, est rendu riche en acides corrosifs par des encres d'imprimerie plus ou moins grasses. Une éraillure se fait, elle sera d'autant moins guérissable qu'elle est située au fond d'un pli, en un lieu humide et qu'elle a été faite par quelque chose de sale et de dangereux. Qu'on se lave ou se serve de coton hydrophile humide et l'on évitera les fissures, les abcès, à la condition encore de sécher la région de façon à ce que l'humidité qu'on a apportée ne s'ajoute pas à l'humidité naturelle déjà suffisante.

Revenons à nos causes douloureuses de la constipation.

Nous avons dit : les hémorroïdes, les fissures. Parlerons-nous des *fistules?* Oui, il en est de douloureuses, mais les douloureuses sont celles qui sont accompagnées de fissure ou d'hémorroïdes. La *fistule* est un trajet dans les chairs, trajet qui rejette du pus, qui suinte beaucoup. Une fistule a toujours été précédée d'un abcès petit ou gros. Une *fissure* n'a jamais été précédée d'abcès, ne suinte pas, n'est pas un trajet, mais une simple écorchure. Une fistule (non douloureuse) peut être chose dangereuse. Une fissure (toujours très douloureuse) n'a rien de dangereux.

Telles sont les causes mécaniques et douloureuses. Il existe encore les causes qui s'accompagnent de fièvre ou de troubles de l'état général de la santé. Par exemple, l'*entérite*.

L'entérite est l'inflammation de l'intestin, c'est une véritable maladie, quand elle est aiguë.

L'entérite chronique s'accompagne d'alternatives de diarrhée et de constipation. Il est une entérite qui devient de plus en plus fréquente, c'est l'*entérite à membranes*. Nous en parlerons, ainsi que de l'appendicite, au chapitre des complications.

L'entérite chronique peut être localisée à une partie de l'intestin, au cœcum par exemple (partie initiale du gros intestin, voir plus haut). Elle porte le nom de *typhlite*, nous en parlerons aussi au chapitre des complications, car entérite membraneuse, typhlite, appendicite sont aussi bien des causes que des effets de la constipation.

Les *maladies générales* qui s'accompagnent de constipation sont les maladies fébriles. Toute fièvre donne la constipation, en général, et la constipation peut, elle aussi, occasionner ou accroître une fièvre, nous l'avons vu. Il faut donc veiller à vider l'intestin de tous les fiévreux quels qu'ils soient.

Les troubles cérébraux (folie, manie, méningite), les troubles nerveux (l'hystérie, la neurasthénie, etc.), donnent généralement la constipation ou la diarrhée, mais une diarrhée persistante; généralement c'est la constipation qui domine. Qu'on se reporte au § 2, et on ne s'étonnera pas de cet état de choses : les troubles nerveux généraux font contracter ou dilater l'intestin.

Ce sont là toutes les causes de la constipation d'ordre pathologique, si on y ajoute les états anémiques, débilités, tels que l'anémie, la chlorose, les convalescences.

Il faut avant tout, nous le répétons, dans ce cas, éloigner la cause de la constipation, la maladie, pour voir l'intestin reprendre ses fonctions normales.

CHAPITRE III

Complications de la constipation.

La maladie la plus bénigne peut avoir les complications les plus terribles. La constipation qui n'est pas un état naturel peut être accompagnée de troubles, de maladies qui surviennent en dehors d'elle, ce ne sont pas là des complications, mais des accidents nouveaux. Elle peut ainsi à la longue occasionner des maladies, ce sont alors des complications. Ces complications plus ou moins insidieuses, sournoises, peuvent passer inaperçues, et peu à peu devenir chroniques, elles peuvent aussi prendre la première place, mettant de côté la constipation qu'on oublie et à laquelle on ne pense plus, bien que ce soit elle la cause première et toujours « à l'action ». Ces affections qui compliquent la constipation peuvent siéger sur l'intestin ou sur les organes voisins.

COMPLICATIONS INTESTINALES

C'est d'abord la *paresse intestinale*. L'intestin se laisse distendre et ne réagit plus. Les gaz l'envahissent et avec les gaz, les douleurs innombrables de siège variable, plus ou moins fortes, quelquefois terribles. Ces douleurs siègent en général au creux de l'estomac et aux reins (au-dessous des côtes, dans le dos). C'est la *distension intestinale* premier degré, première étape.

Distendu, l'intestin force les issues, les points faibles du ventre, il rencontre, en bas, un orifice allant du ventre aux bourses chez l'homme, pour le passage du canal spermatique, des vaisseaux et des nerfs (canal inguinal) pas loin de là, il rencontre un peu plus en dehors, au milieu du pli de l'aine à peu près, un autre point faible, un passage pour les artères, veines, lymphathiques, nerfs, allant du corps aux cuisses et aux jambes. Il rencontre encore en avant l'ombilic, puis d'autres trous (obturateurs, diaphragmatiques). Par tous ces points, l'intestin distendu peut sortir à l'occasion d'un effort, d'un faux pas, d'un rien... et la *hernie est constituée.* Certes, tous les constipés n'ont pas de hernie. Il faut une prédisposition de naissance et héréditaire à la hernie, mais la constipation la favorise. La hernie installée devient une infirmité, une gêne, une menace, car toute hernie installée peut s'étrangler et une hernie étranglée, est toujours chose grave, puisque le cours des matières fécales est interrompu, que les poisons qu'elles renferment sont absorbés par l'intestin et empoisonnent l'organisme.

Distendu, l'intestin qui a toujours des mouvements peut, n'étant plus libre dans l'abdomen, mais gêné, peut, disons-nous, s'entremêler, se tordre et former des *volvulus, des étranglements internes,* il peut aussi s'invaginer en doigt de gant (invagination) et déterminer aussi des états très graves, qui sont mortels très souvent.

Distendu, l'instestin a ses fonctions entravées, il sécrète mal; ses glandes qui donnent des mucosités n'ont plus une sécrétion normale; il absorbe mal: les parties assimilables bonnes pour la nutrition ne sont plus prises et les aliments peuvent alors être rendus en nature (lientérie). L'état général en souffre, l'intestin est irrité, il se congestionne et bientôt les microbes qui l'habitent (coli-bacille) créent toutes les inflammations de l'intestin et du voisinage.

Donc l'intestin souffre de la gène dans la sécrétion de ses glandes. Cet état peut amener deux affections, *l'entérite pseudo-membraneuse, la lithiase intestinale.*

L'entérite pseudo-membraneuse est caractérisée par des douleurs terribles siégeant soit dans le bas du ventre à gauche ou à droite, par le rejet dans les selles de glaires, de membranes, de sang. Les glaires ressemblent à des crachats mousseux; les membranes quelquefois longues et épaisses, à des bouts de tœnia, vers solitaires, à des bandelettes de blanc d'œuf cuit. Le sang teinte les glaires ou les membranes ou est rejeté pur. Ce rejet se fait avec de très fortes douleurs, des crises abdominales, et les malades atteints d'entérite membraneuse sont des malades à plaindre.

C'est à croire que l'intestin se dépouille, qu'il s'ulcère; les patients sont affolés. Les membranes ne sont pas cependant des dépouillements de l'intestin, mais seulement des mucosités, des liquides concrétés, coagulés.

La lithiase intestinale souvent accompagne l'entérite membraneuse. Elle se manifeste par le rejet, en allant à la garde-robe, de sable, de gravier, de petits cailloux. Les douleurs sont aussi la règle et causent les émissions du sang. Les douleurs siègent principalement au creux de l'estomac ou sous les côtes, à droite ou à gauche. Elles varient de siège et d'intensité. On retrouve le gravier dans les selles en les tamisant, en les passant à travers un linge fin, comme on ferait d'un fond de bouteille dont on veut ôter la lie, le dépôt.

Ce gravier se forme dans l'intestin et est le produit d'un mauvais fonctionnement des glandes.

Ces graviers peuvent donner lieu à la *fissure anale* en irritant, en excoriant, en écorchant l'anus au niveau de l'un des plis de la muqueuse; à des abcès, par irritation et infection, par conséquent à des *fistules;* ils peuvent aussi donner lieu à des *obstructions* intestinales en s'accumulant, à l'*appendicite* en pénétrant dans ce conduit.

Toutefois, fissure, fistule, abcès, obstruction, appendicite, ne sont pas dues fatalement au gravier intestinal et peuvent exister indépendamment de la lithiase intestinale et sont évidemment favorisés par la constipation.

Maintenant que nous venons de dire les méfaits causés par les troubles de la sécrétion des glandes, voyons ceux causés par l'infection et l'inflammation.

Parenthèse sur l'infection. — L'intestin sur toute sa longueur donne abri à des quantités de parasites qui vivent là comme des champignons, des chenilles, des vers sur les arbres. Ces parasites sont des parasites du règne animal : vers nombreux et variés — du règne végétal : champignons ou microbes. Ces microbes sont en nombre incalculable. Tous même ne sont pas connus. Le plus commun est le bactérium coli ou coli-bacille. Ce microbe qu'on trouve à foison à l'état normal dans tout l'intestin ne nous cause aucun préjudice à l'état normal, peut-être même est-il utile à la digestion, à la fermentation, à l'accumulation. Il sécrète ou plutôt fabrique des poisons.

Voici comment. Qu'on mette dans un vase de l'eau pure et dans cette eau une belle petite plante aquatique, c'est-à-dire une plante à qui l'eau seule suffit pour vivre, une plante dont les racines puisent dans l'eau les éléments nécessaires à son existence, comme font les racines des arbres dans la terre.

Au bout de peu de temps, l'eau qui était pure, limpide, bonne à boire, sans odeur, deviendra, par le fait seul que la plante a retiré de cette eau les éléments nécessaires à sa conservation, à sa vie, deviendra trouble, impure, de mauvais goût, de mauvaise odeur ; elle n'aura plus les mêmes éléments, se décomposera. La plante a donc modifié cette eau en la dénaturant.

De même font les microbes pour vivre dans les liquides et les tissus de notre organisme. Ils décomposent, dénaturent les liquides, les tissus, en y puisant ce qu'il leur faut pour vivre; vivre, c'est-à-dire exister et se procréer. Normalement, dans notre organisme, tout se change, les liquides s'écoulent, se modifient, sont rejetés, nos tissus croissent et se renouvellent, et les microbes ne sont pas plus dangereux pour nos liquides et nos tissus, que la plante ne serait altératrice de l'eau du vase, si cette eau était courante ou constamment changée.

Viennent nos liquides à subir un arrêt dans leur écoulement, leur formation, leur renouvellement, viennent nos tissus à subir un ralentissement dans leur changement, leur rénovation, que va devenir le microbe? Il continuera à vivre, mais à nos dépens. car les liquides qu'il va modifier, changés sont nuisibles pour notre organisme, comme le serait l'eau du vase où la plante a séjourné longtemps. Ces liquides ainsi modifiés, on les appelle des toxines, des poisons microbiens. Ces poisons, lentement, sont absorbés par nous et empoisonnent tous nos organes. Les reins les rejettent par l'urine, la peau par la sueur, le poumon par l'air expiré, le foie les détruit en les transformant, mais le gros évacuateur, l'intestin, ne fonctionne pas. Au lieu d'être le libérateur, il devient l'empoisonneur, et, sur toute sa longueur, sur toute sa circonférence, le poison se distille et passe dans notre sang. Tant que les autres épurateurs fonctionnent, tout marche à peu près. On est bien un peu mal à l'aise, mais tout va cahin-caha. Viennent les autres épurateurs à être encombrés, fatigués, surmenés, ils ne peuvent suffire à leur tâche et nous voilà malades. Malades par le microbe, si l'on veut, puisqu'il a fabriqué du poison, mais c'est ce poison qui nous rend malades parce que nous ne l'évacuons pas. Tuer le microbe, folie, ce serait nous tuer. Chasser le poison, assurer son écoulement au fur et à mesure de sa fabrication, voilà ce qu'il faut faire. Un microbe (nous les avons tous en nous, tous, tous) ne peut rien sur nous si nos organes ne sont pas entravés par une gêne, encrassés par une hérédité maladive, abîmés par les accidents, annihilés par les poisons qui nous viennent des maladies contagieuses ou des boissons et aliments. Il nous détruit dès que nos organes ne suffisent plus à leur fonction. C'est pourquoi le rôle de l'hygiéniste est de tuer le microbe, de l'empêcher de venir en trop grande abondance nous envahir, et le rôle du médecin est, sans trop s'occuper du microbe qu'on ne peut pas atteindre, qui est l'ennemi innombrable, est de fournir le contre-poison du poison fabriqué et d'assurer le service d'ordre, le service de suppléance des organes atteints ou sains.

Revenons à la plante dans le vase d'eau. L'eau se corrompt peu à peu. On ne la change pas, qu'arrive-t-il? La plante périclite et meurt. Le microbe fait un peu la même chose. Certains arrivent ainsi à s'empoisonner eux-mêmes après avoir empoisonné l'organisme.

Certains autres, enfin, ont une tout autre endurance et l'infection tue l'organisme avant de les détruire. Parlons de ces derniers, dont fait partie le coli-bacille. Il vit dans l'intestin et se porte à ravir. L'intestin le supporte très bien. Survient une indigestion, un coup de froid, l'intestin fonctionne mal. Le coli-bacille continue à vivre à ravir, mais commence à nous infecter. Cet état dure quelque temps, le microbe commence à s'en alarmer sans doute et ne trouvant plus les éléments nécessaires à sa vie où il est, il se met en voyage et va camper un peu plus loin. Pour voyager, en général, il prend le plus court chemin, se fait une voie à travers le tissu et là, tranquillement, fait une petite colonie. C'est l'infection par voisinage, par effraction, par continuité et contiguïté des tissus, continuité si ce sont les tissus d'un même organe, contiguïté si les tissus changent de nature. Quelquefois il pénètre dans une veine, dans une artère, dans un lymphatique, et le voilà en grande circulation dans le sang, il s'arrête à distance, au hasard, quand il s'arrête et ne pullule pas dans le sang. C'est alors l'infection à distance, l'infection généralisée.

Il faut, pour que ces infections aient lieu, que les organes soient déjà en dehors de leur état normal, qu'ils soient paresseux, car les microbes ont à lutter pour vivre. Chaque minute de notre existence est une minute de lutte entre les microbes parasites et nos cellules, partie constituante et résistante de nos tissus. Nos cellules détruisent les microbes en sécrétant des liquides qui les tuent ou mangent ces microbes. Certaines cellules même sont chargées spécialement de la police et on les voit au microscope atteindre, absorber et détruire les microbes, voire même les cellules non vivaces, plus petites qu'elles. Ce sont les gendarmes de notre organisme. Tant que la police et la défense sont bien faites, notre santé est bonne. Nos malaises et nos maladies viennent d'un relâchement de l'une ou de l'autre.

Notre vie intérieure, organique, intime est semblable en tout point à notre vie sociale.

Cet exposé sert pour faire comprendre les complications de la constipation, complications par infection locale — par infection de voisinage — par infection à distance.

COMPLICATIONS PAR INFECTION LOCALE

Les glandes de l'intestin sont les premières envahies par l'infection et si mécaniquement elles sont altérées, cet état infectieux augmente. On a dès lors l'*entérite pseudo-membraneuse*, la *lithiase intestinale*, dont nous venons de parler. L'infection des veines donne lieu aux *hémorroïdes;* l'infection des glandes et des tissus, aux *abcès*, aux *fistules*, aux *tumeurs;* enfin, à l'*appendicite* et à la *typhlite*.

La *typhlite* est l'engorgement et la congestion du cæcum, c'est-à-dire de la partie initiale du gros intestin. Elle se traduit par un arrêt des matières fécales qu'on peut constater en palpant le ventre en bas et à droite. On a la sensation d'un boudin plus ou moins long, plus ou moins douloureux. Y a-t-il arrêt seulement des matières fécales sans congestion, irritation, inflammation du cæcum? On ne sent que le boudin; on ne constate ni douleur réveillée à la pression, ni fièvre, deux signes qui existent quand il y a vraiment *typhlite*. Si l'inflammation se propage des parois du cæcum aux régions voisines, on a la pérityphlite (péri = autour). Cette pérityphlite non soignée (et pour la soigner c'est la cause, la typhlite qu'il faut enlever) peut aboutir à l'abcès de la fosse iliaque. L'inflammation est-elle au contraire localisée au-dessous du cæcum, envahissant ou non cette organe : elle siège à l'appendice et on a l'*appendicite*.

Deux mots sur cette affection qui n'est pas la conséquence fatale de la constipation, mais peut être favorisée par elle. Deux mots, car on n'ignore pas que l'appendicite est « à la mode ».

Nous avons vu ce qu'était l'appendice, nous avons vu ce que devenait une plante dans un vase dont l'eau n'était pas renouvelée, et les microbes dans l'intestin ne fonctionnant pas librement. Qu'on se rappelle ces particularités et on comprendra l'appendicite.

Pour une raison inconnue encore, mais favorisée par certains états généraux et intestinaux, l'appendice s'oblitère, se bouche; le canal en cul-de-sac devient un canal bouché. La partie fermée du canal contient des microbes comme toute la longueur de l'intestin, le coli-bacille est en grand nombre. Vivant paisiblement jusque-là dans le réduit qu'il occupait, il se trouve en mauvaise condition depuis que la circulation se fait mal. Il pullule (l'union fait la force), il cherche à se tirer de sa mauvaise passe (il acquiert de la virulence), il émigre (il envahit les tissus voisins). Toutes ces opérations qui le sauvegardent, lui microbe, sont préjudiciables à l'organe et au porteur de l'organe, au malade. L'appendice, dans sa partie fermée, va se distendre par l'accumulation des liquides sécrétés par les glandes, — par les gaz; sa distension est telle que ses parois manquent de tonicité, s'ulcèrent, et cela d'autant plus facilement qu'elles sont rendues malades aussi par l'infiltration, la migration microbienne. L'appendice devient rouge, gros, tuméfié. Il cherche lui aussi, de par le fait de la nature, à se défendre de l'envahissement. S'il réussit, c'est la guérison; s'il est vaincu, c'est la maladie.

Si les parois sont ulcérées, les liquides devenus poisons et remplis de microbes virulents atteignent le péritoine et déterminent, selon la brusquerie de l'envahissement, soit une péritonite de tout le péritoine, soit une péritonite localisée au voisinage de l'appendice. La péritonite généralisée entraîne la mort. La péritonite localisée peut la provoquer aussi, mais souvent ne donne lieu qu'à un abcès.

Les signes sont des troubles du côté de l'intestin, diarrhée ou constipation (car nous avons vu que c'était deux sœurs inséparables, deux plateaux de la balance, etc.), des troubles nerveux de tout l'intestin (cause de ces manifestations diarrhéiques ou constipatrices, donnant la douleur), douleur localisée généralement à un point fixe à droite, en bas, point se trouvant sur le milieu d'une ligne qui irait de l'ombilic (nombril) à la pointe de l'os de la hanche du côté droit. Ces douleurs s'accompagnent de vomissements, de malaises, de fièvre; tout cela prouve l'infection, l'envahissement par les poisons microbiens. En cas de perforation, la péritonite se manifeste par tous ces signes.

Que faire? quand l'appendicite est certaine, quand on est certain de n'avoir eu ni colique hépatique, ni colique néphrétique, ni crises d'entérite membraneuse, ni crises de lithiase intestinale, ni crises de salpingite ou de métrite (chez les femmes ces deux dernières), quand, en un mot, on a la certitude de l'appendicite, il faut se faire opérer, et on ne peut, dans ces cas, être tranquille que lorsqu'on a son appendice. . dans sa poche.

En cas de crise, de la morphine et de la glace... et l'opération en perspective, le plus tôt sera le meilleur. Soigner l'appendice par des moyens médicaux est bon en théorie peu en pratique. Voici pourquoi :

Pour guérir il faut enlever la cause. On ignore la cause de l'appendicite. L'appendicite est déclarée, on aide la nature, on permet au malade de reprendre ses occupations, il devra alors commencer à se soigner par des moyens médicaux, car du moment où il a eu une appendicite, il y a bien des chances (hélas!) pour qu'il ait une deuxième crise (la mortelle peut-être). Éviter cette deuxième crise, n'est-ce pas se soigner? Pour se soigner, il faut s'observer, raisonner sagement, sans parti pris, sur chaque signe, chaque chose; on ne peut agir ainsi quand on est malade, un malade est hanté par une idée fixe. Le médecin ne peut, lui, chercher, observer soit parce qu'il n'a pas le temps, soit parce qu'il ne sait pas. Il a appris à guérir les symptômes, le mal, mais on ne peut pas apprendre à chercher, à réfléchir, à penser, à observer de façon à se faire sur certains points une idée nette, précise. C'est un don de la nature et on ne peut demander à chacun que ce qu'il peut donner. En conséquence, quand l'appendicite est nettement reconnue, les soins médicaux sont bons à calmer les signes, à atténuer la douleur ; pour guérir radicalement il faut enlever l'appendice (l'épine qui rend le ventre et son possesseur malades).

COMPLICATIONS PAR INFECTION DU VOISINAGE

La constipation entraîne souvent à sa suite les maux d'estomac pour des raisons que nous exposerons, car nous parlerons après la constipation de la gastralgie. L'inverse est vrai souvent aussi. Nous ne faisons que signaler cette association, nous contentant de faire seulement remarquer que l'estomac n'est qu'une partie dilatée de l'intestin.

Les complications par infection du voisinage les plus fréquentes siègent du côté du foie.

Le foie, par un conduit (canal cholédoque), communique avec l'intestin, et sur le foie, qui appuie, repose sur le côlon, on voit nettement une dépression occasionnée par l'intestin. Il y a donc entre le foie et l'intestin rapport par continuité et contiguïté. L'infection est facile. Elle se manifeste par *la jaunisse* plus ou moins accentuée, par des *coliques hépatiques* quand on est prédisposé, par *la congestion du foie*. Cet état du foie retentit sur les digestions, sur le fonctionnement de l'intestin et il se trouve là un vrai cercle vicieux.

La prostate chez l'homme (glande qui se trouve au-dessous de la vessie, voir notre traité des maladies secrètes) est en rapport avec l'intestin, et peut, simplement par le fait d'une constipation rebelle et de longue durée, s'enflammer, s'hypertrophier et donner lieu *à l'hypertrophie de la prostate, aux abcès*.

Nul doute que chez la femme, nombre de *métrites* et de *salpingites*, de *déplacements de la matrice* sont dues à l'infection venue de l'intestin qui est le voisin direct.

COMPLICATIONS PAR INFECTION A DISTANCE

Les poisons que l'intestin absorbe sont rendus, nous l'avons vu, par le foie, les reins, le poumon, organes où ils arrivent par le sang, qu'ils ont envahi. Poumons, foie, reins et cœur, où le sang passe, sans cesse brassé, souffrent de cet état de constipation. Nous n'insisterons pas. Nous voulons seulement faire remarquer que la constipation est à la porte de toutes les affections et que si elle ne les engendre pas, elle les favorise.

Pour terminer ce chapitre des complications, nous voulons mentionner *les complications d'effort.*

Les constipés âgés, sujets aux hémorragies cérébrales, aux troubles du côté du cœur (anévrisme, artério-sclérose), outre que cet état d'infection légère, mais continuelle, leur est préjudiciable, courent de grands risques quand, très constipés, ils mettent de l'opiniâtreté, une fois à la garde-robe, pour expulser des matières fécales dures. Tout effort leur est préjudiciable et la poussée exagérée qu'ils font peut leur déterminer un accident très grave, voire mortel.

Chez les femmes, l'effort peut aussi entraîner des déplacements de la matrice, des chutes. Pas de différence entre la production de ces accidents et la production des hernies.

CHAPITRE IV

Traitement de la constipation.

L'est un traitement auquel on doit avoir recours avant tous les autres. C'est le traitement hygiénique.

Par là, il faut entendre le traitement de la constipation par tous les moyens qui ne sont pas du ressort de la pharmacie, c'est en même temps un traitement préventif, destiné à empêcher l'apparition de la constipation. Dans ce cadre doivent rentrer : le traitement alimentaire — le traitement qu'on pourrait appeler naturel — et le traitement des complications par les soins locaux.

1° *Traitement alimentaire.* — Nous avons vu que plus un aliment laisse de déchets, plus l'intestin a à expulser de résidus. Autrement dit, plus cet aliment est dit « nourrissant », moins les garde-robes sont abondantes.

Il importe que la personne constipée, imbue de ce principe, fasse parmi ses aliments un choix judicieux qui lui permettra d'allier l'utile au nutritif. Il est de notion courante que les *viandes blanches*, par exemple, moins nourrissantes que les viandes rouges, prédisposent moins à la constipation.

Quant aux viandes noires, il existe un point particulier : ou elles sont fraîches, ou elles sont faisandées. Fraîches, on doit les ranger dans la catégorie des viandes rouges; faisandées, on doit en faire une classe à part. Faisandées, elles sont en effet très nourrissantes, mais sont aussi très irritantes pour le tube digestif et donnent, aux estomacs et aux intestins délicats, sujet à des contractions intempestives se traduisant par des « maux d'estomac » et par des troubles intestinaux qui, chez les uns, déterminent la diarrhée, chez les autres, la constipation, selon le tempérament.

Les viandes noires faisandées, fermentées, contiennent, en effet, des poisons naturels (toxines) qui agissent sur les nerfs les centres nerveux en les excitant ou les déprimant, d'où contraction ou paralysie (momentanée bien entendu), d'où par conséquent diarrhée ou constipation aussi. Les graisses sont en général laxatives, qu'elles soient d'origine végétale ou animale.

Tous *les légumes,* en général, sont laxatifs, et les légumes aqueux, c'est-à-dire contenant beaucoup d'eau « rendant beaucoup à la cuisson », sont plus laxatifs encore que les autres. Les légumes verts contiennent pour la plupart des fibres dont la digestion est incomplète, ils contiennent donc beaucoup de déchets. De plus, ils sont riches en acides et sels qui agissent sur les nerfs intestinaux et facilitent les évacuations.

Les légumes farineux peuvent être rangés, au point de vue des résidus laissés par la digestion, en deux catégories : les légumes farineux sans résidu, les légumes farineux avec résidu. Parmi les premiers, on compte la pomme de terre, les purées. Parmi les derniers, les haricots, lentilles, fèves, pois cassés, etc.

Les farineux sans résidu sont d'une digestion facile, sont absorbés presque en totalité et ne donnent que peu à faire pour le charroi intestinal. Les farineux avec résidu ont dans leur composition des principes peu facilement attaqués par les sucs digestifs et fournissent, par conséquent, beaucoup de déchets. Ces déchets impressionnent plus ou moins l'intestin et déterminent soit des coliques sans évacuation, soit de la diarrhée. Ils sont bons pour les constipés, de quelque façon qu'ils agissent, car ainsi ils leur font « travailler » l'intestin.

Les fruits sont tous laxatifs, et plus ils sont riches en eau, plus ils ont une action sur l'intestin. Il est connu de tous qu'on peut se purger en mangeant beaucoup de fruits ou en faisant une cure de raisin. Mais déjà le raisin rentre dans une classe à part, puisque, outre le jus que contient chaque grain, il a de plus une peau et des pépins. La peau a une action sur l'intestin (comme la peau des légumes farineux avec résidu), en ce sens qu'elle n'est pas digérée, forme un résidu et contient des ferments qui, eux aussi, agissent sur l'innervation intestinale.

Les pépins forment aussi corps étranger, corps excitant et, à ce titre, excitent le tube digestif. Tous les petits pépins, en général (fraises, figues, etc.), ont une action laxative sur l'intestin, une action mécanique et simplement mécanique (selon toute probabilité) déterminant une irritation, une sécrétion plus abondante, comme un petit corps étranger de l'œil détermine une abondante sécrétion de larmes.

Les fruits exotiques à pulpe grasse, comme les bananes, ont une action peu marquée.

La maturité des fruits joue un grand rôle dans la sécrétion intestinale. Plus un fruit est vert, plus il irrite l'intestin violemment. Sans qu'on puisse donner une explication absolument certaine de ce fait, on peut soupçonner dans ces fruits la présence d'acides, de sucs plus irritants.

Le *lait*, les *laitages*, les *fromages* entrent aussi pour une bonne part dans l'alimentation. Il est difficile de déterminer *a priori* ce que sera le lait comme réactif intestinal chez une femme à qui on le prescrit. Nous nous sommes déjà prononcé à ce sujet. Chez les uns le lait est un purgatif, chez les autres, au contraire, il fait naître une constipation opiniâtre. Chez d'autres, enfin, il est indifférent. Nous parlons du lait cru. Le lait cuit est souvent moins laxatif que le lait cru, mais toujours il s'agit là d'une susceptibilité individuelle qu'on ne peut prévoir. Telle personne ne peut supporter le lait cru qui supporte le lait cuit. Il en est de même des laitages : les crèmes, le lait associé au café, au thé, à la chicorée peuvent être différemment supportés. Bon nombre de constipés ont trouvé un remède à leur constipation en absorbant, le matin, une tasse de café au lait, etc. Bon nombre aussi n'ont obtenu aucun résultat. Les fromages, en général, sont très nutritifs et, par conséquent, sans action sur l'intestin, ou plutôt ayant une action constipante. Seuls les fromages frais, à la crème, peuvent être laxatifs.

Nous répétons donc ici, ce que nous avons dit plus haut : avant d'instituer un régime lacté (pour raison de mauvaise digestion intestinale ou stomacale), il est absolument nécessaire de s'enquérir de la façon dont sont supportés le lait ou les laitages, à moins de s'exposer à des mécomptes terribles. Peut-être y a-t-il là simplement une question mécanique? Le lait est la nourriture des enfants. C'est, en tout cas, l'une des nourritures les plus naturelles qui puisse exister. Il est donc, *a priori*, inconcevable que le lait, chez les grandes personnes, détermine des désordres dus à une digestion défectueuse. Les enfants, eux aussi, souvent même, sont sujets à des troubles digestifs alors qu'ils sont à la mamelle. Expliquons-nous à ce sujet, aussi bien, ouvrons une grande parenthèse et parlons de la constipation des nourrissons. Nous espérons donner ici et plus loin des notions utiles et rendant aux mères et aux enfants, de grands services.

CONSTIPATION ET DIARRHÉE DES NOURRISSONS

La nature, évidemment, a donné le lait aux mères pour les nouveau-nés et aux nouveau-nés un tube digestif pour absorber, digérer, assimiler le lait des mères. Dans toute l'échelle animale, ainsi se passe la première alimentation. Pourquoi, dans des conditions aussi bien préparées par la nature, pourquoi certains nourrissons ont-ils des troubles intestinaux? Les mères se désolent en voyant leur nourrisson avoir la diarrhée ou la constipation. Elles s'accusent, les malheureuses, recherchent ce qu'elles ont bien pu manger, boire ou absorber pouvant ainsi donner à leur lait des propriétés malfaisantes. Dans leur incertitude, elles avalent drogue sur drogue, modifient leur régime sans obtenir un résultat plus heureux. Voici, en effet, ce qui se passe :

1° *Du côté de la mère.* Il se peut que, sous une influence quelconque (froid, contrariété, maladie), le lait momentanément soit modifié dans sa composition et contienne des principes nuisibles au bon fonctionnement du tube digestif de l'enfant. Mais c'est là un trouble passager, vite la nature reprendra le dessus; il n'est pas besoin pour la mère de se troubler, de se contrarier, mais il est utile, au contraire, de reprendre sa vie normale, sans rien changer à son alimentation ordinaire. Le lait n'est pas comme l'urine, un produit d'excrétion, mais un produit de fabrication.

Nous ne savons rien du travail occulte qui préside à cette fabrication, nous savons qu'il est dans la mamelle des glandes qui fabriquent du lait, mais nous ignorons sous quelle influence et comment. Les urines, produit d'élimination, destinées à rejeter au dehors ce qui peut nuire à l'organisme, peuvent se modifier dans leur composition. Le lait fabriqué non avec les produits qu'on absorbe, mais avec le sang (fort probablement), avec les tissus (cellules glandulaires), ne peut guère varier dans ses éléments. Il peut être plus ou moins abondant, plus ou moins riche, mais c'est question de tempérament et non d'alimentation. Quoi qu'on mange, pourvu qu'on se nourrisse, le sang se fabrique et le sang chez tous revêt à peu près la même analyse; il se compose des mêmes globules plus ou moins nombreux, des mêmes liquides, des mêmes gaz, des mêmes matières colorantes, des mêmes aliments en un mot. Ce sang, qui est le même visiblement chez tous puisqu'on ne pourrait, par un échantillon de sang, reconnaître de qui il provient, ce sang contient donc toujours les mêmes matériaux, et les glandes qui sécrètent le lait savent prendre de ces matériaux la quantité qui leur est nécessaire pour la fabrication du lait. Le lait donc ne peut guère changer en qualité. Il peut changer en quantité et en qualité en cas de maladie, bien entendu, ou chez des personnes excessivement nerveuses, mais il faut toujours compter avec la règle générale et non les exceptions. C'est toujours là l'éternelle histoire d'une plante qui sait tirer de la terre où elle pousse à côté d'une autre des éléments qui, pour être les mêmes que ceux pris par la plante voisine, seront différents en quantité, au point qu'ils donneront à la plante un cachet, une essence particulière. La mère donc ne peut guère par son lait indisposer l'enfant, à moins, bien entendu, que la mère ne soit malade ou n'ait pas de lait. Le plus souvent, c'est l'enfant qui est cause première des troubles qu'il a et non la nourriture qu'il reçoit.

2° *Du côté de l'enfant,* en effet, n'a-t-on pas affaire à un organisme déjà complet et compliqué, dont un des organes peut mal fonctionner? Un enfant a froid au ventre, résultat: coliques, constipation ou diarrhée; un enfant boit gloutonnement, goulûment, résultat : vomissement, distension de l'intestin, diarrhée par mauvaise digestion. Un enfant porte à sa bouche tous les objets qu'il trouve ou qu'on lui donne; il suce tout indifféremment; — Dieu sait ce que souvent il suce de poussières, de saletés, de microbes! — un objet, son hochet est tombé par terre, on le ramasse, on le lui donne, l'enfant porte l'objet à sa bouche. Si l'objet est tombé où l'on a marché, où s'est déposée la poussière des chaussures, l'enfant suce la poussière des chaussures : Qu'on pense un instant à ce que peut contenir la poussière des chaussures! Tous les enfants sont ainsi élevés. Quel mal y a-t-il, dira-t-on? Est-ce cela qui peut les rendre malades? N'est-ce pas un bien au contraire? Cela ne les vaccine-t-il pas de toutes les impuretés qui pourraient les tuer s'il n'étaient pas habitués à en triompher? Eh! oui, nous savons que la vie n'est qu'une lutte incessante et que chaque minute de notre existence est une minute de triomphe de nos organes sur les parasites et les éléments étrangers qui l'envahissent.

Cependant on peut accorder que les maladies épidémiques sont plus fréquentes chez l'enfant que chez l'adulte; que les maux de gorge sont plus fréquents chez l'enfant que chez l'adulte; que les vers intestinaux sont plus fréquents chez l'enfant; que les enfants, dont les organes luttent, n'ont pas des organes entraînés à la lutte comme les organes d'adulte.

L'enfant des campagnes qui a les mêmes mœurs que l'enfant des villes (les enfants et les chiens, les êtres primitifs, en un mot, sont partout les mêmes sous quelque ciel qu'on les observe), l'enfant des campagnes sera moins malade parce que l'air des campagnes est moins vicié, parce que l'oxygène de l'air, plus abondant, plus renouvelé, détruit beaucoup de germes nocifs, parce que la terre elle-même absorbe et résorbe au lieu que les pavés rendent avec largesse et augmentation tout ce qu'on leur a donné. Ils quintessencient toutes les poussières et permettent à ces poussières de se disséminer vite et partout. L'enfant qui suce toujours ces poussières est sans cesse en butte aux maladies et, s'il surmonte ces maladies, aux troubles de la digestion, à la dyspepsie et aux entérites. Qu'on lui tienne le ventre très chaud, qu'on le mette un peu à la diète (eau bouillie), qu'on le fasse téter peu à la fois, qu'on lui évite autant que possible les poussières (sans toutefois pousser les choses à l'exagération), et l'on verra que bien souvent le lait de la mère est excellent et que l'enfant en profite. Il ne faut pas dire : « tant vaut le lait de la mère, tant vaut l'enfant ». Il faut dire au contraire : « tant vaut l'enfant, tant vaut le lait de la mère ». Car le meilleur lait qu'on puisse donner à un nouveau-né, c'est le lait de *sa* mère. Rien autre, même le lait d'une autre femme ne vaut celui-là.

Le traitement de la constipation ou de la diarrhée chez l'enfant est une question d'hygiène et de régime. Nous ne parlons pas de la diarrhée verte qui est une maladie, souvent une complication de la diarrhée ordinaire. Cette diarrhée verte nécessite des soins plus minutieux et peut être évitée si on suit nos notions. En règle générale, on ne lave jamais assez les mains d'un enfant et on expose trop au froid son ventre chaque fois qu'on le change.

Évidemment, la question est un peu plus complexe, mais ces grandes lignes doivent suffire pour montrer qu'il faut peu de chose pour arriver à un excellent résultat et pour bien faire. Qu'aux enfants on donne des lavements, bien ; un peu de sirop de chicorée, bien ; mais le mieux est de veiller à leur régime et à leur état. Il ne faut pas soigner un enfant en aveugle et dire : constipation égale lavement. Il faut observer, trouver la cause. On y arrive souvent, presque toujours, quand on veut bien s'en donner la peine et parer à cette cause, si on ne veut pas exposer l'enfant par la suite à de la paresse intestinale, à des caprices abdominaux.

Revenons à l'adulte et continuons à examiner ce que lui font le lait, les laitages et les fromages. Nous disons que dans leurs propriétés il fallait incriminer la simple action mécanique. En effet, regardons l'enfant bien portant. Comment boit-il son lait? Il tette deux ou trois gorgées, puis s'arrête, souvent quitte le sein de la mère pour pleurer, rire ou s'amuser, après quoi il recommence à téter et ainsi de suite. Pour avaler peu de lait, il met en réalité beaucoup de temps. Si l'enfant est glouton, gourmand, il tette vite, gloutonnement, déglutit..., puis vomit, son ventre se ballonne, son intestin fonctionne mal. Revenons donc à la nature et expliquons que cet enfant nous enseigne la manière de boire du lait. Que fait l'homme? Il prend une tasse de lait, l'avale d'un trait ou en une ou deux fois. C'est fait. Il n'a pas le temps, ses affaires, un rendez-vous, etc.

Le lait avalé en masse se coagule en masse, fait un paquet de fromage sur l'estomac et l'estomac ne peut guère digérer un pareil paquet. Il y a alors vomissements, troubles intestinaux. Nous pensons que souvent le lait serait mieux toléré, s'il était sagement absorbé. Nous conseillons vivement de boire le lait peu à peu, doucement. Sans oublier qu'il est préférable pour l'homme sain, bien portant, de manger une nourriture solide.

Les œufs, en général, sont des aliments assimilés en entier et, par conséquent, donnent peu de déchet, entraînent la constipation. Avec des sauces, des graisses, ils peuvent être un peu laxatifs, mais si peu.

Toute boisson quelle qu'elle soit, favorise les garde-robes. Certaines, cependant, sont nettement laxatives, celles qui sont peu riches en alcool et riches en jus de fruits (cidre, par exemple). La bière est souvent indifférente. Elle est ou laxative ou diurétique. Le café, thé, sont rarement laxatifs. La chicorée l'est toujours.

Le régime, quel doit-il être? On connaît la polémique des végétariens. Pour réponse, nous nous contenterons de dire : examinez les dents de l'homme? Donnez-vous des carottes à manger aux lions? L'homme a des incisives pour mordre, couper; des canines pour dilacérer; des molaires pour broyer. Tout cet arsenal lui a été donné pour qu'il s'en serve, sans doute. La nature n'a pas donné de canines au cheval, elle n'a pas donné au tigre de dents pour ruminer. Nous avons quatre canines. Utilisons-les. Nous n'en avons que quatre. Tenons ce petit nombre pour un bon avis. Mangez de la viande, mangez-en un peu..., mangez ce que vous pouvez..., mais il vous faut de la viande. Nous sommes des gâtés de la nature qui nous a donné de quoi goûter à tout. Il faut que notre imagination saugrenue vienne compliquer les choses en établissant des règles, des utopies, des lois! Mieux vaut s'accommoder de ce qu'on a, à la condition de savoir faire d'utiles mélanges et de se modérer en tout.

Les repas doivent être autant que possible réguliers, d'une durée raisonnable, d'une abondance proportionnée aux besoins. Examinons ces trois points.

La régularité, la monotone régularité, dont nous voulons nous affranchir, sera, hélas! toujours une chaîne à laquelle nous serons obligés de revenir. La régularité est le balancier qui règle notre existence et le bon fonctionnement de nos organes.

Un bon campagnard, le plus souvent, mange quand il a faim et mange à sa faim. Cela lui est facile. Les multiples occupations de l'existence souvent empêchent d'agir aussi naturellement et nous sommes obligés d'avoir recours à des heures fixes destinées aux repas. Les repas habituels sont ceux : du matin, vers sept ou huit heures ; du midi ; du soir, vers sept ou huit heures. Il serait bon de pouvoir faire quatre repas par jour, espacés de quatre heures en quatre heures ; huit heures, midi, quatre heures, huit heures du soir. Beaucoup de personnes collationnent l'après-midi. Il existe, en effet, de midi à huit heures un trop long espace de temps. L'estomac ne doit jamais rester inactif, à l'état de veille. De plus, ces quatre repas espacés permettraient d'engloutir moins à midi, de ne pas surcharger un organe qui a déjà tant à faire et qu'on fatigue sans cesse en le poussant au surmenage, à la gastralgie, à la gastrite. Il faut donc la régularité dans les repas. Notre organisme est réglé comme une horloge, nous devons donc suivre l'horloge. Manger aussitôt levé est mauvais. L'état de veille n'a pas encore cessé dans tous nos organes et les obliger à l'activité aussitôt notre réveil, ne peut que leur être fort préjudiciable. Mieux vaut travailler un peu, aller et venir, avant le petit déjeuner du matin. Il faut attendre que l'estomac (?) sollicite et nous presse notre organe encore paresseux. Nous avons mis un point d'interrogation après estomac pour montrer que le mot est impropre en la circonstance. La faim ne part pas de l'estomac. Elle est un besoin général et se manifeste à nous par des contractures de l'estomac, des intestins, soit par des bâillements, soit par le mal de tête, soit par des vertiges, soit par des douleurs dans les membres.

Le repas de midi est le meilleur de la journée, ou plutôt doit être le meilleur, il vient après quelques heures d'activité.

Le repas du soir vient trop tard en général, s'il n'y a pas eu vers quatre heures une légère collation. Mieux vaut manger souvent et peu que manger rarement et beaucoup à la fois.

La durée des repas n'est pas indifférente et doit varier avec les diverses personnes. C'est pourquoi, en général, les grands repas en commun sont des repas préjudiciables à la santé. Les repas de noce, les repas de famille, les repas de réunion laissent des traces de leur digestion mauvaise.

La durée des repas doit être variable. Une personne nerveuse, active, à qui le mouvement est nécessaire, chez qui les organes sont robustes, puissants, ne doit pas séjourner à table ; quinze à vingt minutes doivent lui suffire.

Une personne lymphatique, molle, dont les organes sont paresseux, lents, doit aider ces organes par une mastication soignée, lente, entrecoupée. Cette personne a besoin de causer à table, de se reposer. Elle doit manger en trente ou quarante minutes.

Une personne qui n'a pas de dents doit être longtemps à table, les vieillards doivent manger lentement; les enfants doivent manger vite. Aussi, regardez-les, obéissant à la nature, mangeant et se levant aussitôt pour courir et jouer. Réunissez donc à une même table différentes de ces personnes, faites servir un grand repas de cérémonie durant une ou deux heures. Que d'indigestions ! Que de constipations s'élaborent ainsi ! L'un parle toujours et oublie de manger. L'autre boit sans cesse, mange peu. Cet autre, pris au dépourvu, parce qu'il a écouté, parlé ou ri, voit que le plat va être enlevé, son omelette aussi, il se transforme en gouffre et ingurgite à la hâte. Une autre encore n'a pas faim ou n'a plus faim, le voilà tenté par un mets succulent : il mange sans faim et se prépare de mauvais organes. D'autres, gourmands de nature, vrais gloutons, mangent de tout, boivent de tout et on craint pour eux, la fin du repas arrivée, une congestion.

En général, on sort mal à l'aise d'un de ces repas de cérémonie. Le meilleur repas est celui que l'on prend chez soi, raisonnable en durée et en quantité. C'est celui que ne devrait jamais quitter le constipé ou le gastralgique (c'est tout un). En général, les repas sont trop abondants.

Le matin, on doit manger peu pour la raison que nous avons indiquée ci-dessus. A midi, on doit faire un bon repas, substantiel, copieux. A quatre heures, on doit manger peu. Le soir, moins encore. Nous ne parlons évidemment pas du repas de minuit, qui devrait être évité, mais qui est utile chez les personnes qui ont veillé. Dans ce cas, il doit être simple. On ne doit pas surcharger son estomac avant le sommeil.

Une bonne hygiène alimentaire (quels que soient les aliments ingérés) arrive à donner aux constipés le bon fonctionnement de leur intestin; aux gastralgiques, un estomac solide; aux personnes bien portantes l'assurance d'avoir de bons organes prêts à lutter contre la maladie envahissante. La nature procède par petites étapes... ne la brusquons jamais et retenons que tout excès est un choc pour notre délabrement.

A la fin de ce volume, nous avons rédigé un dictionnaire alimentaire où l'on trouvera de précieuses indications pour le traitement hygiénique alimentaire chez les constipés et les gastralgiques.

Dans le traitement hygiénique peut être rangé le traitement de la constipation par les moyens physiques : la *marche* quotidienne, régulière, d'au moins 4 kilomètres; le travail manuel, pour les personnes obligées de travailler intellectuellement, sont indispensables. Le *massage* donne de bons résultats. Pour le bien faire, il faut masser à droite, de la hanche aux côtes, en remontant, jamais en descendant; puis, transversalement, sous le creux de l'estomac de droite à gauche, jamais de gauche à droite; enfin du côté gauche, des côtes à la hanche, vers le milieu du corps, en descendant, jamais en remontant. On suit ainsi avec les mains le trajet que doit opérer le bol fécal dans l'intestin. Le massage doit être léger, puis un peu plus accentué, jamais il ne doit être violent ni douloureux. On graisse les mains avec de l'huile d'olive.

L'*électricité* peut être utile, mais ne doit être faite que par le médecin, si on ne veut pas s'exposer à de graves mécomptes.

L'*hydrothérapie*, bains de siège froids ou tièdes, bains tièdes, sulfureux, émollients, amidonnés, salés, les douches écossaises, chaudes, tièdes ou froides sont d'excellents adjuvants pour la cure de la constipation.

Reparlerons-nous ici des conseils que nous avons donnés chemin faisant sur la nécessité d'avoir de la régularité dans les garde-robes, — des heures fixes; — sur la position accroupie, préférable à toute autre — sur les soins locaux indispensables aux constipés qui veulent éviter les complications possibles! Nous les rappelons pour qu'on y fasse attention et nous insistons encore sur la nécessité absolue de la régularité dans les garde-robes. Qu'on choisisse une heure, et que, chaque jour, à cette heure, on prenne l'habitude de se présenter à la selle. Le matin est préférable, car le matin, avant de sortir, on peut veiller à soi. Hors de chez soi, on ne sait comment on sera, ce qu'on fera, où l'on se trouvera.

Ce traitement hygiénique, qui ne comporte aucun médicament, mais qui est le programme de ce que l'on devrait faire, est de toute première importance... tôt ou tard on le reconnaîtra... aussi engageons-nous vivement les malades à se résoudre à le suivre, dussent-ils se priver un peu.

II. Traitement médicamenteux.

Beaucoup de médicaments agissent contre la constipation et la liste serait longue, si on voulait la faire complète. Qu'indique cette richesse? Qu'il n'y a pas un bon médicament contre la constipation puisqu'il y en a trop. En existât-il un excellent, on n'aurait pas besoin d'en avoir de meilleurs ou de pires. Pourquoi donc cette richesse apparente? Nous allons tenter de le montrer en disant ce que serait l'idéal d'un traitement de la constipation, ce qu'on nous offre comme traitement de la constipation; nous mettrons en regard ce que nous offrons.

L'idéal. — L'idéal serait évidemment de n'avoir besoin de recourir à aucun moyen, l'idéal serait que l'intestin possédât des fonctions régulières et dans les cas où il les aurait perdues, de pouvoir les lui rendre rapidement et à coup sûr. L'idéal serait d'avoir pour les personnes qui ne veulent pas s'astreindre à suivre le plus petit régime, d'avoir un médicament auquel l'organisme ne puisse s'habituer et qui ait un effet sûr et suivi. L'habitude, en effet, est l'arme à deux tranchants, bonne et mauvaise: bonne, en ce sens qu'une régularité passant à l'état d'habitude arrive à modifier en bien un organisme malade; mauvais, en ce sens qu'un médicament efficace arrive à saturer l'organisme et à le rendre indocile à son action. De même, on peut s'habituer au poison le plus violent, de même on peut s'habituer à la meilleure des choses au point de la rendre insipide. De là, la richesse en médicaments laxatifs ! Réclame fausse, puisqu'aucun médicament n'est efficace que pendant un certain laps de temps.

Voilà donc ce qu'on nous offre : On offre au constipé un médicament actif auquel il ne s'habitue pas, soit, mais qui arrive à occasionner des désordres, des infirmités. On offre un médicament peu actif qui est usé au bout d'une semaine et qui a rendu l'intestin plus paresseux qu'il était. On offre un médicament qui agit sur le tube digestif et alors abîme un bon estomac sous prétexte de réparer un intestin délabré.

Nous donnons des exemples.

On sait que l'aloès joue un rôle considérable dans la vie des constipés. L'aloès est la base de toutes les potions laxatives, l'aloès entre dans la composition de toutes les pilules. Bien peu de spécialités pharmaceutiques sont dépourvues d'aloès. C'est qu'en effet l'aloès est un médicament précieux, efficace, agissant toujours. Mais que produit l'aloès? Il est de notion courante que l'aloès agit en congestionnant la partie terminale de l'intestin, et les veines du petit bassin. On sait l'usage que font les femmes de l'aloès quand elles ont des époques difficiles et laborieuses.

L'aloès en attirant le sang au bas-ventre facilite l'écoulement en gonflant les veines... Mais il gonfle toutes les veines, même et surtout les veines du rectum. Il détermine des hémorroïdes sur toute la hauteur de cette partie de l'intestin. Il fait naître des hémorroïdes internes et des hémorroïdes externes. Il les entretient, les exagère, les tuméfie et fait tant que ces hémorroïdes, grosses, craquent, crèvent, donnent naissance à une hémorragie qui calme d'abord le malade, mais qui bientôt l'anémie. L'aloès en exagérant le volume du bourrelet hémorroïdal, met par ce bourrelet gros et douloureux, obstacle à l'expulsion des matières fécales, entretient une irritation de la région et donne, à côté des hémorragies toujours préjudiciables, des fissures, des abcès, qui se terminent par des fistules. On peut ne plus être constipé, n'être plus malade par le fait de la constipation, mais on est cent fois plus malade par ses conséquences.

On dit qu'à petites doses l'aloès est efficace et non dangereux. Oui, à la condition de ne pas en prendre tous les jours. Si l'on en prend chaque jour, l'organisme s'habitue, on est donc obligé d'augmenter la dose. Si l'on n'en prend pas chaque jour, on s'expose à deux inconvénients. Le premier, à oublier d'en prendre quand il faut, on a alors l'irrégularité dans l'irrégularité; à donner à l'intestin des à-coups, des chocs, des contractions qui lui sont préjudiciables.

En résumé, pris chaque jour ou irrégulièrement, l'aloès ne peut être un médicament recommandable et devrait être utilisé avec beaucoup de prudence... parce qu'il est très actif, trop actif.

Prenons un autre exemple, la magnésie, la rhubarbe; que se passe-t-il! Peu efficaces, ces médicaments sont bien tolérés par l'estomac, irritent un peu l'intestin et le réveillent de sa torpeur, le font fonctionner. Par suite de leur innocuité, de leur peu d'efficacité, bien vite ils sont usés et l'intestin ne trouve plus en eux un stimulant assez énergique, il reste sourd à leur appel et ne bouge pas à leur sollicitation : le médicament devient indifférent et est rangé par l'intestin au rang des non-valeurs.

Prenons un troisième exemple : les eaux minérales dites purgatives, contenant toutes plusieurs principes. Toutes ont une efficacité momentanée, mais on peut en bien réglant leur jour arriver à leur donner une efficacité prolongée.

Il n'y a qu'un inconvénient, c'est que l'estomac devient rebelle à cette absorption, cette irritation perpétuelle; il se met en grève, accepte l'eau qui le rudoie, mais refuse les aliments... on arrive à n'être plus constipé, mais à être un gastralgique. Le remède est donc pire que le mal.

Il ne faut pas croire que nous exagérons à plaisir ce triste tableau. Les constipés savent bien que nous disons la vérité et ils le savent si bien qu'ils cherchent toujours un moyen meilleur que celui qu'ils ont.

Ajoutons que tous ces moyens remédient à la constipation, mais ne la guérissent pas.

A côté de la liste médicamenteuse qu'on offre à profusion aux malheureux constipés se trouve la liste des moyens dits naturels, mais médicamenteux quand même. Aux constipés on dit : ménagez votre estomac. Tous les laxatifs, tous les purgatifs irritent l'estomac. Ce n'est pas nous seulement qui parlons ainsi, mais beaucoup de personnes, et on ajoute : Prenez des lavements chauds ou froids, à l'eau naturelle ou avec des médicaments. Prenez des suppositoires.

Nous ne voudrions pas faire le procès du lavement de nos pères, du lavement vieux comme le monde, si naturel, dit-on, que les oiseaux au long bec se soulagent mutuellement en se rendant le service de se mettre de l'eau dans l'intestin avec leur long bec introduit dans l'anus, en guise de canule.

L'histoire n'a jamais pu savoir si c'est pour cette raison, cette leçon de choses, que les Egyptiens avaient fait de l'ibis un oiseau sacré. De fait, ils l'avaient imité et se donnaient des lavements avec une corne de bœuf (autre animal sacré pour eux) trouée à sa petite extrémité et servant ainsi d'entonnoir. Non, nous ne voudrions pas médire du lavement qui frappe l'imagination des hommes, qui a reçu l'application du vide de la pompe aspirante et foulante, de la poire pneumatique, de la pression hydraulique, voire même de l'électricité. Nous ne voulons qu'en montrer les inconvénients, d'autres en ayant chanté les louanges... faciles d'ailleurs à imaginer. Sans parler de l'encombrement d'un outillage plus ou moins encombrant, plus ou moins facile à dissimuler, plus ou moins bruyant, sans parler du peu de commodité qu'on a quelquefois à se procurer de l'eau, à trouver un local où se placer, sans parler du prosaïsme d'un lavement chanté par Molière et sur lequel ferme les yeux assez volontiers un constipé qui espère... et voit un résultat, nous ne parlerons que des difficultés qu'on a pour prendre un bon lavement et de l'inefficacité fréquente du lavement.

Qui prend des lavements? Beaucoup de femmes voulant se conserver le teint clair. Il est en effet admis, sans preuve bien précise, que le lavement conserve le teint clair. C'est le lavement... cosmétique, pourrait-on dire. On le prend avec de l'eau froide, on le garde au besoin. Il a un immense avantage, c'est le lavage de ces régions basses de notre individu. Il a un inconvénient celui d'introduire dans le rectum une eau rarement bouillie qui est absorbée (on sait que le rectum absorbe) et qui peut être le véhicule de germes, de corps étrangers, de vers intestinaux.

Prennent des lavements, les malades fébricitants. On leur donne des lavements nutritifs (excellents, nous n'en dirions que du bien si nous avions à en parler); des lavements médicamenteux (bons, s'ils n'irritent pas l'intestin); des lavements évacuateurs indispensables pour amener la vacuité intestinale, l'absence de fermentation, d'absorption malsaine qui viendrait ajouter à la maladie sa part de malaises. Des lavements des malades, nous ne disons donc que du bien.

Prennent enfin des lavements, les constipés. Qu'un constipé, ayant une complication locale (hémorroïde, fistule, fissure), prenne un lavement, bien que ce lui soit déjà pénible de prendre un lavement s'il a une fissure, on ne peut que le louer de son courage et de cet acte hygiénique... Mais que, n'ayant aucune complication, il prenne un lavement pour le faire aller à la garde-robe, on ne peut que le blâmer. Certes, de temps en temps, un lavement peut lui être utile, mais un lavement quotidien lui est néfaste. N'avons-nous pas dit que le lavement poussé entre la matière fécale, qui se trouve dure dans l'intestin, et le sphincter anal résistant qui se trouve en bas, pour se loger dans un espace ainsi limité et plus ou moins étroit, se fait une loge en distendant les parois intestinales, en exagérant le volume de l'ampoule rectale, ampoule qui peu accentuée chez l'homme sain, augmente chez le constipé qui prend des lavements. L'eau introduite séjourne là : les premiers jours, l'intestin, peu habitué à cette extension, réagissait, se contractait et finalement se vidait. Puis, peu à peu, il s'est habitué à cette distension. Le constipé fut obligé d'abord d'augmenter la quantité d'eau et plus tard a pu constater que le lavement ne lui faisait plus aucun effet. Il gardait l'eau introduite ou il mettait dans l'eau de l'huile, de la glycérine, des tisanes capables de réveiller la paresse de l'intestin. En un mot, il s'entraînait à rendre sa constipation archichronique et à s'abîmer l'intestin à tout jamais.

Un lavement doit être une nécessité et non un caprice. Un bon lavement évacuateur doit être pris avec une canule molle, longue, très longue, souple, de façon à pouvoir être introduite sans peine, sans risque de blessure, loin, très haut dans l'intestin. L'eau, de cette façon, passera au delà du bol fécal et pourra avoir une efficacité réelle; tant qu'elle sera en jet d'eau timide, poussée en deçà des matières durcies, elle ne fera que du mal. Un bon lavement est excellent, mais encore il n'en faut pas abuser, l'intestin étant facile à s'irriter, à s'habituer à la paresse, à ne plus réagir.

C'est pour toutes ces raisons qu'on a dit : « Ne prenez pas de lavements, mais servez-vous des suppositoires, des ovules. »

Suppositoires et ovules sont à base de corps gras, de glycérine et peuvent contenir des principes irritants; parlons seulement de ceux qui ne contiennent que des produits inoffensifs. Comment agissent-ils? en se diluant, en se mettant entre les parois intestinales et le bol fécal, en se mêlant à celui-ci, en le désagrégeant... et aussi en irritant l'intestin qui réagit et expulse son contenu.

Le lavement, par la quantité d'eau qu'il emploie, sèche, lave, enlève les mucosités visqueuses sécrétées par l'intestin lui-même dans le but de se protéger du contact des matières et de les faire glisser. Ces mucosités utiles, indispensables, le lavement les détruit, les délaye. De plus, le lavement est brutal, l'intestin qui agit lentement, doucement, dont les mouvements sont un peu comparables à ceux de la limace qui avance, se trouve brutalement frappé, réagit en conséquence et n'a plus alors son mouvement progressif naturel.

On voit donc que ceux qui ont proposé les suppositoires ou les ovules, en aidant les mucosités au lieu de les détruire, en favorisant les mouvements lents de l'intestin au lieu de les brusquer, avaient, en tout et pour tout, une supériorité énorme, naturelle sur les partisans du lavement, Alors, alors... est-ce à dire que l'ovule, le suppositoire sont choses parfaites et qu'on doive aveuglément les préférer aux lavements, aux laxatifs? Non, cent fois non, et nous allons le prouver péremptoirement, du moins nous avons cette prétention.

Ce que nous proposons guérit la constipation et ne fait pas qu'y remédier comme le font lavements, suppositoires, ovules.

Qu'avons-nous dit? Que la constipation se préparait dans le petit intestin et se faisait dans le gros intestin. Si le premier temps n'a pas lieu, le deuxième ne peut exister. Si le premier temps a lieu, il y a bien des chances pour que tôt ou tard le deuxième existe. Quand la constipation a lieu et qu'on veut la guérir en s'adressant au gros intestin, on fait un acte illogique, irraisonné.

J'ai un réservoir destiné à alimenter une petite source. L'orifice de la source n'est pas très grand et souvent s'encrasse, mais le réservoir est peu élevé, la pression de l'eau est pour ainsi dire nulle. Si le débit de l'eau est insignifiant, irai-je désencrasser le robinet de la source, irai-je l'agrandir? Ne ferai-je pas mieux de remonter au réservoir et de l'élever, de lui donner plus de pression, de le modifier? Si on soigne sa constipation en s'adressant au gros intestin, il faudra se soigner toujours en supposant que le gros intestin réponde toujours à l'appel qu'on lui adresse. Mieux vaut s'adresser au petit intestin, lieu où se prépare, s'élabore la constipation, car là, comme nous l'avons montré, est le creuset où la nourriture s'absorbe, subit les modifications utiles, car là la bile arrive en coup de balai achever ceci, arrêter cela; car là, les contractions spasmodiques ou les paralysies momentanées de l'organe activent ou retardent la marche de ce qui formera le bol fécal et, ainsi faisant, en modifient la composition, le rendent irritant ou non, capable de s'agglomérer ou pas; là, enfin, siègent des sécrétions modificatrices qui ont une action sur la nature du contenu et non pas seulement une action mécanique de préservation.

Le petit intestin est le metteur en scène, le régisseur, le directeur. C'est à lui qu'il faut s'adresser si on veut avoir une modification, un changement.

Il n'est certes pas facile à atteindre, isolé qu'il est, séparé en haut par l'estomac, en bas par le gros intestin et que de ce côté il est moins isolé que de l'autre.

Les partisans de l'action sur le gros intestin ont compté sur la bonne volonté et l'aide de celui-ci, ils ont pensé que tout était habitude pour lui, et se sont dit que si on le forçait par un moyen quelconque de se vider chaque jour à heure fixe, il prendrait de lui-même la bonne habitude de se vider chaque jour à heure fixe. C'est parfaitement compter sans son hôte. Avant d'être entraîné à cette régularité, il se trouve fatigué par les lavements et ovules, la distension ou l'irritation; de paresseux qu'il était il devient malade et la constipation devient plus difficile à guérir.

Il est donc essentiel pour *guérir* de la constipation de modifier le chimisme du petit intestin et de s'adresser à ses glandes, à ses nerfs, ainsi qu'aux glandes qui l'aident dans son œuvre, le foie et le pancréas. L'estomac est-il atteint, il faut y remédier. Aussi notre conviction intime est que le traitement de la constipation n'est pas un traitement qui s'improvise, mais un traitement qu'il faut étudier.

Ce traitement ne doit pas être le même chez tous; car chez tous, les causes ne sont pas les mêmes. Un bon régime, une bonne hygiène, un bon modificateur intestinal, voilà le trépied qui doit rendre au constipé la liberté du ventre et lui ôter les mille misères dont il est nécessairement atteint.

Un bon régime. — Le malade le fera mieux que son médecin. Le médecin, en ce cas, ne peut que le guider, le conseiller, mais ce serait fou à lui et présomptueux de savoir à l'avance ce qui fera bien ou mal, ne connaissant ni le tempérament ni les réactions digestives de son malade.

Le malade doit bien observer ce qui lui fait mal ou non; ce qui, pour lui, est digestif ou non; ce qui lui favorise les évacuations ou non; il doit alors se faire un menu; en quinze jours, il peut y arriver. Muni et fort de ce menu qu'il étendra ou modifiera par la suite au fur et à mesure de sa marche vers la guérison, il arrivera certainement à reconnaître et à éviter médecines et drogues. Le même menu ne saurait convenir à tous, nous l'avons expliqué, les mêmes prescriptions ne peuvent être utiles à tous. Chacun doit apporter ses connaissances et ses observations pour le bien aller de la santé. Nous avons rédigé un questionnaire qui nous permettra de tracer une ligne de conduite générale que pourra modifier le malade dans ses détails.

Une bonne hygiène. — La lecture de ce livre l'aura assez indiquée, pensons-nous, pour n'avoir plus besoin d'y revenir.

Un bon modificateur intestinal. — Nous nous sommes efforcé d'en préparer un, contenant divers principes ainsi assemblés : l'intestin utilisera celui qui lui fait défaut et la réaction qui suivra cette utilisation doit neutraliser les autres principes qui n'ont plus rien à faire. Aucune médication énergique, aucun médicament dangereux, trop actif, irritant, n'est introduit dans notre préparation. L'association de principes différents a pour but : 1° d'avoir une action assurée, efficace sur l'intestin ; 2° d'avoir une action durable, de façon que l'intestin ait le temps de se modifier avant de s'habituer à la préparation : un principe remplaçant un autre.

Les avantages de notre manière de faire sont nombreux et à considérer :

Innocuité sur l'intestin.

Modification de la digestion intestinale, par conséquent suppression de la constipation.

Suppression de la constipation, de la flatulence.

Fonctionnement assuré du foie.

Disparition des risques de complications de la constipation.

Guérison de la constipation.

Mais nous n'avons utilisé que des plantes. Notre choix a été long, nos recherches incessantes, nous pensons avoir atteint aujourd'hui une bonne association capable de rendre les plus inestimables services.

Nos produits sont de plusieurs sortes : s'adressant aux constipés, selon le degré de la constipation, l'ancienneté de la constipation, l'état de santé générale, leur constitution, leur façon de digérer.

Nous conseillons de les utiliser ainsi :

Toute personne dont la constipation est ancienne et qui,

inutilement, a essayé de toute espèce de remèdes et laxatifs, le matin en se levant, prendra une cuillerée à soupe de *graines de longue vie* dans un verre d'eau fraîche. A midi et le soir, elle remplacera le café ou le thé par une tasse de *thé des Chartreux* qui, tout à la fois, est digestif, laxatif et dépuratif. On en mettra une cuillerée à café dans une tasse à thé remplie d'eau bouillante, on laissera infuser pendant quelques minutes, on passera et on boira ce thé qui, à part toutes ses autres qualités, a une saveur agréable au goût. On augmentera ou on diminuera la dose du thé suivant que l'effet produit sera plus ou moins considérable.

Ce thé des Chartreux a le mérite non seulement de faire aller à la garde-robe (ce qui du reste est commun à tous les laxatifs), mais il enlève peu à peu l'inflammation des intestins, et, au bout de quelques semaines, le constipé est sûr d'aller à la selle régulièrement sans rien prendre. Aucun produit chimique ne saurait remplacer l'effet rafraîchissant des plantes. Pourquoi donc prendre le laxatif et dépuratif à la mode, le calomel (qui n'est autre qu'un *sel de mercure*) ou telle autre composition chimique alors que la bonne Nature a mis à notre disposition une quarantaine d'espèces de plantes laxatives et purgatives?

Les personnes dont la constipation n'est pas aussi grande, mais qui éprouvent cependant une certaine gêne avec sensation de ballonnement du ventre, ne prendront pas les graines de longue vie et se contenteront du thé des Chartreux après le repas de midi et du soir.

Enfin, tous ceux qui n'ont pas de constipation à proprement parler, mais qui désirent avoir cette liberté entière du ventre si nécessaire à la santé, n'auront qu'à prendre une tasse de thé des Chartreux après le repas de midi.

Il va sans dire que les enfants eux aussi peuvent prendre de ce thé, on leur en donnera une demi-dose. En passant, rappelons encore aux parents qu'il est de toute nécessité que l'enfant aille régulièrement à la selle chaque jour, cela lui évitera bien des maladies pour plus tard.

Une seule recommandation nous reste à faire. Pour guérir, il

---

faut vouloir et vouloir se traduit par *se soumettre à certaines obligations et persévérer un peu.*

Certains malades, qui au bout de huit jours ne sont pas guéris et ne se trouvent pas mieux, abandonnent le traitement et vont de-ci de-là, espérant toujours rencontrer la pierre philosophale qui, en une minute, les rendra à l'état normal. Ces malades ne guériront jamais, s'ils ne modifient pas leur manière d'agir. Qu'ils suivent nos préceptes, qu'ils s'observent, se donnent un bon régime, restent guidés par notre hygiène et nous pouvons leur affirmer qu'ils seront enchantés et qu'ils seront certains de revenir à l'état normal.

« La nature ne fait pas de bonds » c'est peu à peu qu'on la modifie, la tourne et la retourne. Nous en donnons le moyen : au malade maintenant de devenir notre bon collaborateur pour sa guérison.

III. Traitement des complications.

Le traitement des complications est un chapitre tout à part, n'ayant aucun rapport avec le traitement de la constipation. Aussi ne donnerons-nous ici que les grandes lignes, les premières indications.

Pour les obstructions de l'intestin. Si un lavement de tabac, des compresses chaudes, froides sur le ventre, le massage, n'ont pas donné de résultat, il faut immédiatement avoir recours au médecin qui lui-même aura vite recours au chirurgien fort probablement. Notre préparation *(Elixir végétal contre les obstructions de l'intestin)*, peut rendre de grands services, que l'obstruction soit due à un volvulus ou à une invagination.

Les hémorroïdes doivent être lavées chaque soir avec une eau fraîche, astringente, dans laquelle on mettra trois cuillerées à soupe de *la Solution anti hémorroïdale du Dr Davis.* Quand on aura bien lavé les hémorroïdes avec cette solution avant de se coucher, on mettra tout autour de l'anus, en pénétrant même un peu à l'intérieur, de notre *Pommade Végétale* qui a déjà obtenu tant de succès dans le traitement des hémorroïdes.

S'il y a des hémorragies, c'est-à-dire s'il y a du sang dans les matières, on fera bien de prendre un lavement d'eau bouillie froide, un grand verre à boire dans lequel on mettra trois cuillerées à soupe de la solution anti hémorroïdale du Dr Davis.

La fistule à l'anus doit être lavée souvent avec une solution antiseptique du professeur Peyronnet que nous tenons à la disposition de ceux qui nous en feront la demande. Si, malgré tous les soins, elle ne se ferme pas, une opération est indispensable.

La fissure (voir notre chapitre des causes) doit être soignée tôt par un traitement hygiénique et des soins locaux, lavages avec la solution *anti-hémorroïdale du Dr Davis*. Quand la fissure aura été lavée avec cette solution, on mettra un peu de notre *Pommade Jaune*.

Les hernies sont préjudiciables d'un bandage ou d'une opération.

Nous pouvons procurer à nos clients le bandage du Dr Davis et du professeur Peyronnet, employé avec succès dans beaucoup d'hôpitaux. Il suffit de nous envoyer les mesures de la taille et de nous dire de quel côté est la hernie.

Les descentes de matrice peuvent se trouver atténuées par des injections faites avec notre *Poudre Mexicaine* (deux cuillerées à soupe dans un litre d'eau tiède, prendre une injection chaque soir en se couchant); des pessaires, des soins locaux, voire guéries radicalement par une opération.

Les petits signes ennuyeux de la constipation, maux de tête, fatigue, flatulence, absence d'appétit, teint jaune disparaîtront avec la cause; afin de faire prendre patience au malade, il est possible de les atténuer, c'est ainsi que nous avons préparé à cet effet :

Contre les maux de tête. Quatre fois par jour, passer légèrement notre *Calme-Douleur Japonais* sur toutes les parties douloureuses de la tête. De plus, chaque soir en se couchant, prendre dans un peu d'eau ou de lait un paquet *de l'Anti névralgique Davis.*

Contre la fatigue. Nous ne saurions trop recommander le *Vin du professeur Peyronnet*, extrait de plantes toniques et reconstituantes.

Contre la flatulence. C'est-à-dire ce ballonnement du ventre qui est si désagréable surtout après les repas. Prendre après le repas une tasse de notre *Thé des Chartreux.*

Contre le teint jaune. Nous recommandons tout spécialement notre *Élixir aux Cent Herbes* ou notre *Dépuratif Végétal.*

Toutes nos préparations sont garanties naturelles, exemptes de falsifications ou de drogues dangereuses.

Pour parer aux complications à distance, nous ne saurions trop recommander l'emploi de notre *Dépuratif Végétal* (dont les succès ne sont plus à compter), et notre traitement de la constipation.

Le traitement des entérites est celui de la constipation, mais le régime est tout différent, nous nous tenons à la disposition des malades qui désireraient des renseignements plus complets sur ces affections. Si ces malades habitent Paris, nous les recevrons avec plaisir à notre clinique, rue du Temple, 187, tous les jours de neuf heures du matin à sept heures du soir. Les dimanches et jours de fête de neuf heures à onze heures du matin. Si ces malades habitent la province ou l'étranger, ils n'auront qu'à nous écrire et il leur sera répondu immédiatement.

Exposer dans ce livre tout leur traitement serait sortir du cadre que nous avons fixé.

CHAPITRE V

La gastralgie.

Gastralgie veut dire douleur de l'estomac. Ce n'est donc pas à proprement parler une maladie, mais un symptôme, puisque la douleur de l'estomac est un signe des diverses maladies de cet organe. Toutefois, dans bien des cas, dans la majorité des cas, on doit la considérer comme une maladie, car la douleur seule existe sans maladie de l'estomac, sans altération de l'organe qui dans sa structure reste sain, ainsi que dans ses fonctions qui ne sont devenues que capricieuses. La gastralgie peut donc être une maladie ou un signe d'une maladie générale, mais non locale. C'est cette gastralgie que nous voulons faire connaître parce qu'elle est très fréquente, parce qu'elle modifie le caractère de l'individu; de l'homme le plus jovial, elle fait l'homme le plus grincheux, le plus désagréable; parce qu'enfin il est facile d'y remédier, de la guérir.

Nous n'avons pas l'intention d'écrire un long chapitre sur les maux d'estomac : il faudrait tout un volume, qu'un jour peut-être nous publierons, mais nous voulons seulement compléter la constipation par ces quelques pages, gastralgie et constipation étant souvent deux sœurs inséparables ou même deux sœurs jumelles.

Dyspepsie et gastralgie. — La dyspepsie peut être une cause de la gastralgie, mais n'est pas la gastralgie. Un dyspeptique souffre de ce que les aliments absorbés ne sont pas modifiés au gré de de l'organisme. D'un dyspeptique on pourrait dire que c'est un *malade chimique.* D'un gastralgique, on pourrait dire que *c'est un malade de conséquence* et à conséquence. Un dyspeptique digère mal, assimile mal, il est donc malade avant, pendant et après la digestion. C'est, si on le veut, un empoisonné par des aliments insuffisamment modifiés, assimilés; c'est encore, si on le veut, un terrain dont l'engrais est de mauvaise nature.

Que bien différent est le gastralgique. Il est tout autre. C'est un capricieux. Aujourd'hui, il digère bien, demain il digère mal. Il revêt tous les caractères des douleurs des dyspepsies. Dans un gastralgique, il n'y a pas un malade, mais des malades. Chez un dyspeptique, il n'y a qu'un malade.

Vous voulez faire une sauce mayonnaise, vous prenez un jaune d'œuf sans blanc, pas de blanc surtout, vous mettez du sel, du poivre, de la moutarde et, peu à peu, de l'huile. Une personne agite toujours et longtemps dans le même sens, une personne saine, en bon équilibre moral et corporel, ne dégageant aucune odeur forte, n'ayant aucun flux naturel. Si votre sauce est bien liée, bien faite, c'est que vous avez mis en tout et pour tout de l'ordre, de la mesure. Si elle est mal faite, c'est que vous avez mis du blanc d'œuf ou trop de moutarde, de poivre ou de sel, ou trop d'huile d'un coup, c'est que vous n'avez pas tourné dans le même sens; vous n'étiez pas dans les conditions requises; alors, votre sauce a tourné. Nous exagérons un peu le tableau pour nous faire comprendre, car il est bien évident qu'on peut tourner dans tous les sens et qu'on peut être indisposé pour faire une bonne mayonnaise. La mayonnaise ratée, c'est l'image de la dyspepsie. Une digestion est ratée, pourquoi? soit parce qu'on n'a pas mâché suffisamment longtemps (dyspepsie mécanique), soit parce que la salive n'a pas sa composition normale (diabète par exemple, dyspepsie salivaire), soit parce que les aliments n'étaient pas de bonne qualité, de fraîcheur voulue, digestifs de nature (dyspepsie alimentaire), soit parce que l'estomac a un suc gastrique vicié, trop riche en acide chlorhydrique (dyspepsie hyperchlorhydrique), ou trop pauvre en acide chlorhydrique (dyspepsie hypochlorhydrique), soit parce que l'intestin fonctionne mal (dyspepsie intestinale), soit parce que les glandes accessoires (foie, pancréas) ne font pas leur office (dyspepsie hépatique, pancréatique), soit parce que le duodénum (première partie de l'intestin, carrefour de la route stomacale, intestinale, hépatique, pancréatique) fait mal son office (dyspepsie duodénale), soit enfin, parce que le sytème nerveux dirige mal ces opérations (dyspepsie nerveuse). On voit que c'est là une véritable mayonnaise. Celui qui la dirige, le système nerveux, peut, par caprice ou imprévoyance, faire une mauvaise distribution des liquides nécessaires pour mener les choses à bien. Il y a donc plusieurs dyspepsies. Il n'y a qu'une gastralgie. Si nous voulons continuer notre médiocre comparaison, nous dirons que la gastralgie c'est l'analogue de la fatigue, de la crampe, de la mauvaise humeur de celui qui tourne la mayonnaise.

La gastralgie est essentiellement stomacale, elle a donc pour cause tout ce qui altère l'estomac, toutes les dyspepsies, toutes les gastrites, la dilatation, les ulcères, cancers, rétrécissements et les corps étrangers de l'estomac. Elle a pour cause les maladies du foie, du pancréas, de l'intestin, du cœur, du sang, des poumons, du système nerveux. C'est alors à la gastralgie qu'on a affaire et pour l'atteindre, la guérir, il faut atteindre et guérir la cause. On voit qu'un livre sur la gastralgie entière serait un livre sur les maladies de tous les organes du corps humain, même sur les maladies générales, car le diabète entre autres peut être cause de gastralgie.

Retenons la gastralgie due à une irritation nerveuse. C'est la vraie, la seule que nous ayons en vue, *la plus fréquente*. Isolons cette gastralgie du fatras des autres. Nous en avons dit assez des dyspepsies.

Gastralgies et gastrites. — Les gastrites sont des inflammations aiguës ou chroniques des parois stomacales, soit qu'elles soient épaissies, plus dures, infiltrées. On conçoit qu'il puisse y avoir des douleurs, on conçoit alors qu'aucun aliment ne passe bien, alors que dans les dyspepsies certains aliments digèrent, alors que dans la gastralgie tous les aliments digèrent, mais capricieusement.

Gastralgie. Dilatation de l'estomac. Contraction spasmodique de l'estomac. — La dilatation de l'estomac entraîne la gastralgie. Nous disons que la gastralgie s'accompagne soit de contraction, soit de dilatation de l'estomac. La dilatation, cauchemar du monde, maladie à la mode, mérite que nous l'expliquions et que nous la fassions comprendre telle qu'elle doit être envisagée et comprise. On la verra réduite alors à son peu de valeur. Qu'on se rappelle ce que nous avons dit de l'innervation de l'intestin, qu'on se rappelle les contractions spasmodiques et les paralysies momentanées que nous avons expliquées. On aura la clé de l'explication de la dilatation de l'estomac. La dilatation n'est que le relâchement des parois stomacales, relâchement dû à la pauvreté des muscles, des fibres *contractiles*.

En effet, l'estomac a exactement la même structure que l'intestin (nous ne la referons pas ici), les couches musculaires sont plus fortes, la muqueuse est plus riche en glandes. Que l'estomac, vaste poche, se laisse aller flasque, sans tonicité, il formera un grand réservoir qui tombera sur l'intestin, dans le ventre, et dans ce réservoir barboteront les liquides et les aliments qui, non pressés, non malaxés, séjourneront, comme dans l'intestin distendu séjournaient les rebuts des matières alimentaires. La dilatation, c'est la constipation de l'estomac. Vienne une cause nerveuse quelconque, morale ou locale, la contraction se fera, vigoureuse et l'estomac se videra, ne sera plus dilaté. On conçoit qu'il y ait une dilatation permanente, une dilatation temporaire. La dilatation permanente, c'est celle qui est due au manque absolu de contraction stomacale, manque dû à l'insuffisance nerveuse ou à l'altération des parois qui ne peuvent plus se contracter. La dilatation, dans le premier cas, est le signe d'une maladie nerveuse assez grave. Le malade n'est pas malade de la dilatation, mais malade nerveusement, à moins qu'on trouve logique de dire qu'il est malade de l'effet et non de la cause... en tout cas, c'est à la cause qu'il devra s'adresser s'il veut guérir.

Dans le deuxième cas, la dilatation est le signe d'une maladie de l'estomac, d'une altération de ses parois, d'une gastrite par conséquent et le malade ne sera pas plus malade de sa dilatation, qu'il ne l'était dans le premier cas, mais de sa gastrite. Si la dilatation est temporaire ou rentre dans le cas de la constipation stomacale due à la paresse soit de l'organe, soit du système nerveux, la dilatation et la gastralgie, c'est tout un dans ce cas.

Le terme « gastralgie » est même préférable au terme de dilatation, car il sous-entend une cause que la dilatation ne peut comporter. Cette cause pourrait avoir l'honneur d'être érigée au rang des maladies, puisque la dilatation a déjà eu cet honneur : il ne lui faudrait qu'un puissant parrainage ou un ambitieux de renommée et de fortune. Cette cause, tout modeste praticien que nous sommes, nous osons donc la mettre au même rang que la dilatation : c'est la contraction spasmodique de l'estomac.

Si nous en voulions faire une maladie, il nous serait facile d'en décrire l'histoire complète en un ou plusieurs volumes; d'en mentionner les inconvénients, la gravité, les complications, les terminaisons fatales. Il nous suffira de prendre date en disant que la contraction stomacale précède toujours la dilatation, comme la crise précède la détente. Elle se caractérise par une sensation de constriction au creux de l'estomac. Sensation terrible, se propageant vers le cou ou vers le nombril. On a parlé de la boule hystérique. Que de boules sans hystérique! Que d'hystériques sans boule! Que de contractions spasmodiques seulement! La nourriture ne séjourne pas dans l'estomac si la contraction de l'organe est totale. On a alors une véritable diarrhée stomacale, on rend les aliments presque aussitôt ingérés, car l'intestin leur laisse leur passage, ayant trop à faire pour y puiser son nécessaire. Ne voit-on pas beaucoup de personnes nerveuses, manger, tordre, avaler et aussitôt courir à la selle rendre ce qu'elles ont avalé! prêtes à recommencer cet exercice. Ce sont des contractés spasmodiques de tout l'estomac.

L'estomac peut ne pas être contracté dans toute son étendue. Il a pour sa contraction trois endroits de prédilection : l'orifice supérieur (cardia), l'orifice inférieur ou intestinal (pylore) et une bande médiane musculaire qui peut l'étrangler et le diviser en deux parties, à gauche formant une poche, à droite une communication, un couloir allant du cardia au pylore. L'estomac dans ce cas est divisé en deux parties; une isolée, cul-de-sac, poche remplie ou vide; l'autre, ouverte à ses deux extrémités, facile à se vider, facile à se remplir.

Quand la contraction se fait par le milieu et qu'elle est permanente, on a les mêmes signes que dans la contraction spasmodique totale. Les aliments passent par le couloir cardio-pylorique. Toutefois, il y a une différence quant à la poche qui se trouve à gauche. Si elle est vide, cette poche, tout se passe comme dans les autres cas; si elle est pleine, il se produit une fermentation et cette fermentation, quand cesse la contraction, détermine une distension de gaz qui *dilate* l'estomac, donne du ballonnement, des nausées, des renvois, du hoquet. Les renvois ont l'odeur des aliments mangés au repas précédent ou la veille, les vomissements peuvent contenir ces aliments. Puis, le rejet par la bouche ou par l'intestin avec diarrhée, termine la crise.

La contractation de cette bande musculaire en cravate s'accompagne aussi de crampes, comme nous l'avons indiqué ci-dessus.

Si la contraction siège à l'orifice d'ouverture de l'œsophage, orifice supérieur, cardia, le malade sent une gène, une constriction, il ne peut pas avaler, il a la sensation que les aliments ne descendent pas. Vienne la détente et cette sensation disparaît, le calme se rétablit. Pendant la crise, l'estomac s'est vidé ou se vide, la douleur est localisée à la virole musculaire du cardia. C'est tout. La contraction siége-t-elle au niveau de l'orifice d'aboutissement à l'intestin, au pylore, le malade a une gène à l'estomac. L'estomac se distend, gonfle, est tendu. La douleur, la constriction, siègent au côté droit, au niveau des côtes, près du foie. L'estomac ne se vide pas, ne peut pas se vider; de là, renvois, gaz, goulées alimentaires à moitié digérées, quelquefois vomissements. Comme dans la dilatation, il y a clapotement et, cependant, la dilatation est mécanique, puisque c'est la contraction qui est cause de cet état de choses. La constriction cesse, l'estomac se vide, tout rentre dans l'ordre.

Voilà les principales étapes abrégées. En veut-on les conséquences : assimilations mauvaises, digestion intestinale mauvaise, diarrhée ou constipation, troubles du côté du foie qui absorbe des aliments mal digérés, ictère ou subictère, trouble du côté des reins qui peuvent laisser passer de l'albumine puisque la digestion a laissé passer des toxiques alimentaires, faiblesse des membres inférieurs, mais conservation intégrale de la force; — un spasmodique est un homme à force robuste... mais un feu de paille... de courte durée; — troubles du côté du caractère, de la vie imaginative et intellectuelle.

Cependant, une distinction serait à bien établir : est-ce la gastralgie qui donne les troubles intellectuels et imaginatifs, le caractère grincheux, spécial et bien connu, ou ces troubles ne sont-ils pas de même origine que la gastralgie elle-même? Cela nous paraît probable. Donc la dilatation de l'estomac ne sera jamais une maladie, mais restera un signe, un symptôme comme la contraction d'estomac.

La dilatation d'estomac n'a jamais fait mourir personne. C'est sa cause qui tue, quand sa cause sert une malformation ou une lésion irrémédiable des tuniques de l'estomac. Certains auteurs ont renchéri et ont dit que la dilatation n'était qu'une manifestation d'une maladie plus générale, *la ptose viscérale*.

L'idée est géniale et ingénieuse. Tout tomberait, foie, intestin, estomac, etc., n'est-ce pas alors l'occasion de prôner la marche à quatre pattes, la station à plat ventre, le triclinium romain, voire même l'exercice salutaire de la marche sur les mains. Si la ptose existe, cela est possible, probable, sûr dans certains cas, c'est qu'il y a diminution de l'influx nerveux, manque de tonicité des organes. Nous revenons toujours à notre point de départ.

Pour l'instant retenons ceci : la gastralgie, douleur au niveau de l'estomac avec irradiation, s'accompagne toujours de deux stades de l'organe : contraction spasmodique et relâchement ou dilatation.

Signes de la gastralgie. Tous les signes de la gastralgie ont cette particularité commune et constante d'être très variables en intensité, en apparition, en durée, en terminaison ; qu'elle se caractérise par la contraction spasmodique ou la dilatation. La gastralgie revêt la même variabilité, cependant les signes sont différents pour l'un et l'autre cas, des signes communs existent pour les deux.

Dans la contraction spasmodique domine la douleur, la crampe, la sensation de resserrement, de constriction, siégeant au niveau du creux de l'estomac, s'irradiant en haut vers la poitrine et le cou ou en bas vers le nombril. Les traits du visage sont tirés, les yeux prennent une expression de souffrance aiguë, les extrémités se refroidissent, le malade ressent un état d'inquiétude générale, ne sait que faire, que devenir, il devient hargneux, n'aime ni causer ni entendre causer.

Dans la dilatation, la douleur n'est pas la même, le malade ne ressent pas la constriction, mais il sent une gêne, un ballonnement de la région, il est obligé de déboutonner son gilet, la ceinture de son pantalon, il est comme essouflé, bâille, voudrait vomir, il se figure qu'un renvoi va le calmer, un renvoi est effectué et l'état reste le même ; vomirait-il, l'état resterait toujours le même. Au creux de l'estomac existe une saillie, sonore s'il frappe dessus. L'estomac est en effet plein de gaz.

Dans les deux cas, l'état de nervosité est nettement tranché, le malade a froid aux extrémités, a la tête vide ou mal à la tête, il a des vertiges qui l'inquiètent, il est constipé. Souvent, il ressent au cou une gêne, comme si son col était trop étroit et d'un mouvement instinctif il passe toujours le doigt pour l'élargir ; il présente des troubles de la sensibilité générale. Rarement il vomit, le renvoi de gaz par en haut et par en bas le soulage momentanément sans le guérir.

Cet état survient par crises et a une durée variable, ou elle est aiguë et se prolonge quelques heures, ou elle est subaiguë, passagère, ou à l'état latent toujours persistante : on dit dyspepsie, on devrait dire gastralgie, car le malade aux repas, s'il n'est pas en crise, a un appétit capricieux : ou il mange beaucoup ou il ne mange pas. Il peut un jour manger du boudin, des mets indigestes sans ressentir le moindre mal. Un autre jour, un œuf, du lait, la chose la plus légère sera pour lui l'occasion de douleurs sensibles. Le gastralgique a un bon estomac, un très bon estomac, mais un estomac très capricieux. Un signe le caractérise, il adore les mélanges alimentaires les moins usuels, les plus bizarres ; son assiette a souvent pour son convive un aspect peu engageant, peu apéritif. La crise sera due à certaines odeurs, au tabac, à la veille, à la fatigue, à un exercice physique quel qu'il soit, à une contrariété, souvent on ne sait à quoi : certains jours, certaines heures, certaines dates, certains vents ont une influence marquée sur ces crises. Qu'on ne croie pas qu'il s'agisse d'un résultat de l'imagination.

Il faut plutôt avouer qu'il y a là une série de causes secrètes qui nous échappent, mais qui sont déterminantes de l'accès.

Le début se prépare ou est brusque. La fin de la crise est due souvent on ne sait à quoi : à une distraction, à un calmant, rarement le même réussit plusieurs fois ; à l'absorption d'un peu de nourriture, au chaud, au froid, à des révulsifs. Au moment où la la crise se termine, le malade souvent urine abondamment et émet des urines claires (urines nerveuses). On voit que la gastralgie est nettement tranchée et différente de l'embarras gastrique dû à la fatigue, passager, dans lequel on a des vomissements, un sentiment de vague tout particulier, de l'empoisonnement dont les douleurs sont analogues, mais dont les causes sont spéciales, de la dyspepsie; la dyspepsie étant constante pour certains aliments, certaines boissons.

TRAITEMENT

Le traitement hygiénique sera pour le gastralgique la nécessité de l'exercice au grand air (chasse, canotage, vélocipédie) sans fatigue; de l'exercice en chambre, modérément : haltères, sandow. Nous ne conseillons pas l'escrime, ni la gymnastique aux agrès, exercices trop violents. Il lui faut un travail *régulier*, *intermittent*, *manuel* autant que possible. Le gastralgique doit lire peu et peu à la fois. Les voyages souvent l'impressionnent par leurs préparatifs. Un gastralgique est un méticuleux qui aime les choses exactes, précises et voudrait être où il doit aller avant de partir pour savoir comment il sera organisé. Le voyage en général est bon pour lui, la distraction est indispensable, mais la distraction douce, non violente : toute violence déterminant chez lui une crise non immédiate, mais dans la suite. Le repos dans la chambre doit se faire selon certaines règles : la chambre doit être aérée, ensoleillée, le lit doit être orienté du nord au sud, les matelas doivent être ni mous, ni durs, plutôt durs. Le sommeil doit être au moins de huit à dix heures. Un gastralgique doit se lever tôt et se coucher tôt.

L'hydrothérapie tiède est toujours excellente, mais les gastralgiques craignent l'eau comme les chats et ne se soumettent à l'hydrothérapie que quand ils en ont ressenti les bons effets. L'hydrothérapie *froide* ou *chaude* leur est désagréable et réveille leur crise. Les repas doivent être réguliers, au nombre de trois ou quatre par jour, secs ou non, carnés ou végétariens selon les tempéraments. Après les repas d'une durée de vingt minutes environ, repas dont les sauces seront exclues, il faut un exercice modéré, ni le repos absolu, ni la lecture, ni un travail trop attentionné, trop violent. Il ne doit pas prendre d'alcool, mais une tasse de tisane chaude (tilleul, fleur d'oranger, etc).

En un mot, le gastralgique plus que tout autre doit avoir la tête fraîche, le ventre libre et les pieds chauds.

Le traitement médicamenteux devra surtout être le moins chargé. Il consistera en calmants externes et internes au moment des crises, nous conseillons les compresses d'alcool sur la région de l'estomac, le froid ou la chaleur, un léger sinapisme. A l'intérieur et aussitôt après le repas nous conseillons de prendre en guise de café, une tasse de notre *Thé des moines de Beauregard*, mélange bien choisi de plantes qui activent la digestion tout en enlevant la douleur.

Le gastralgique digérant bien n'a guère besoin d'eupeptiques, toutefois l'emploi de ce thé de Beauregard peut lui être d'un grand secours et lui éviter des crises. Un estomac ou un intestin contracté ne sécrétant pas ou sécrétant mal, les aides ne peuvent être qu'une excellente chose, là sera la grande utilité de notre thé de Beauregard.

D'une façon générale, nous renvoyons le gastralgique à notre traitement de la constipation, car nous l'avons dit et répétons en terminant ce livre « gastralgie et constipation sont sœurs ».

PETIT DICTIONNAIRE

DE L'ALIMENTATION

A L'USAGE DES

PERSONNES CONSTIPÉES, DES GASTRALGIQUES ET AUTRES

A

Abats. — Les abats sont généralement digestifs, recherchés pour l'opothérapie, c'est-à-dire pour les soutiens de l'organe par l'organe. Ex. : reins ou rognons utiles dans les maladies des reins (v. *les divers abats*).

Abricots. — Peu digestifs quand ils sont crus, mais ils sont rafraîchissants ; cuits, ils sont acidulés et laxatifs.

Absinthe. — Ainsi se nomme le principal apéritif le plus malfaisant de tous les apéritifs, à cause des nombreuses teintures qu'il contient. Rien de plus mauvais pour l'estomac sur lequel il produit une action irritante. Celui qui boit de l'absinthe perd peu à peu l'appétit, sa digestion devient pénible, son système nerveux est attaqué ; son sommeil est troublé par du délire, des hallucinations, ses forces physiques et sexuelles diminuent graduellement, il a des troubles des différents organes et chacun sait que l'absinthe a peuplé les maisons de fous.

Agneau. — Viande gélatineuse, laxative, moins nourrissante que le veau.

Ail. — Connu dès la plus haute antiquité puisqu'on en retrouve avec l'usage chez les Grecs, les Romains. C'est un stimulant digestif, il augmente l'appétit et donne de la saveur aux mets les plus fades. Il est fort employé dans certaines régions de la France, en Auvergne et en Provence surtout. Pris en grande quantité, il irrite le tube digestif. Tous ceux qui souffrent de l'estomac feront bien de s'en abstenir, ainsi que les femmes qui nourrissent leur enfant au sein, car l'ail en passant dans le lait de la nourrice donne des coliques à l'enfant.

Dans la médecine d'autrefois, on se servait beaucoup de l'ail (surtout dans le célèbre vinaigre des Quatre Voleurs); mais aujourd'hui l'ail n'est plus employé en médecine.

Dans les campagnes, avec raison, on attribue à l'ail une grande puissance vermifuge, surtout pour l'expulsion des lombrics (vers rouges semblables aux vers de terre) et des oxyures (petits vers blancs de la grosseur d'un fil et longs de 1 centimètre).

Alcools. — Aujourd'hui on tire de l'alcool un peu de partout : 100 kil. de sucre et cassonnade donnent environ 45 litres d'alcool.

—	de riz	25 à 40	—
—	de maïs	25 à 30	—
—	de sarrasin	20 à 25	—
—	de blé	25 à 30	—
—	de seigle	20 à 30	—
—	d'orge	25 à 30	—
—	d'avoine	15 à 20	—
—	haricots, lentilles, pois.	10 à 15	—
—	pommes de terre	5 à 10	—
—	betteraves, carottes.	3 à 5	—
—	prunes	4 à 10	—
—	groseilles, cerises	3 à 5	—

On retire même l'alcool des matières fécales, 100 kilos en donneraient 9 litres ! ce qui est énorme en comparaison avec le tableau ci-dessus. Laissant ici de côté toutes les discussions soulevées ces derniers temps pour ou contre l'usage de l'alcool en général, nous dirons que l'alcool est un *stimulant* d'autant *plus actif* que le *système nerveux n'est pas habitué à son impression*. On l'emploie utilement à faible dose, 1° dans l'*adynamie* ; 2° *chez les alcooliques*, qui ont besoin d'alcool pour fournir, sous l'influence d'une excitation qui leur est devenue habituelle, une réaction normale pour eux ; 3° *chez les cachectiques*, les vieillards, les déprimés de toute espèce, à qui la réaction normale fait défaut.

Mais il faut se garder d'en prolonger l'usage, car *l'alcool affaiblit la résistance de l'organisme* et son absorption est suivie d'un *état de dépression* qui peut exagérer la dépression primitive.

Nous avertissons tous ceux qui souffrent de l'estomac de s'abstenir totalement d'alcool (sous toutes formes) car l'alcool pris pendant et après le repas, entrave la digestion. C'est une grande erreur de croire qu'on digérera mieux en prenant après son repas un petit verre de cognac, de marc, de kirsch ou de tout autre alcool. Il est aussi surtout très mauvais pour l'estomac de boire l'alcool à jeun.

Par contre, l'alcool est un antiseptique fort employé en chirurgie ; avant toute opération on lave à l'alcool la partie à opérer.

L'alcool pris à dose continue ou forte est un poison qui agit surtout sur les centres nerveux en les déprimant. Du reste, on a constaté qu'une même maladie n'évolue pas de la même manière chez un homme alcoolisé et chez un autre qui ne l'est pas, elle est beaucoup plus redoutable dans le premier cas.

Amandes. — Les amandes font partie du dessert des pauvres ; quand on demande un mendiant, au restaurant, on est toujours sûr d'avoir une certaine quantité d'amandes. Les amandes sont surtout employées en pâtisserie, dans les biscuits, les nougats, les pralines.

Il y a les amandes douces, fort nourrissantes mais difficiles à digérer. Mais, en général, tous ceux qui souffrent de l'estomac veilleront à ne pas manger trop d'amandes douces ou sèches, car, à la longue, elles finissent par irriter le tube digestif.

En parfumerie, on vante beaucoup le lait d'amandes, qui adoucit et rafraîchit la peau. L'huile d'amandes mélangée au sirop de chicorée se donne quelquefois aux enfants comme laxatif. Mais le prix de cette huile est assez élevé, son emploi n'en est donc pas courant.

Ananas. — C'est un fruit exotique que nous mangeons plutôt en conserve que frais. Les dyspeptiques peuvent en manger avec profit pour leur estomac, car il renferme, surtout à l'état frais, une espèce de pepsine végétale fort utile pour la digestion. C'est un fruit anaphrodisiaque, c'est-à-dire qu'il détruit les facultés génitales.

Anchois. — Poisson de mer qui se mange surtout en conserve; il n'est pas à recommander à tous ceux qui souffrent de l'estomac.

Andouille ou **andouillette.** — L'andouille est un mets indigeste fabriqué avec l'intestin du porc et des débris de viande des différents organes de l'animal, débris plus ou moins frais, contenant souvent des matières fécales. Beaucoup d'indigestions et même d'empoisonnements sont causés par l'absorption de ce mets, qui occupe une si grande place dans l'alimentation populaire.

Angélique. — La racine, mangée crue ou cuite, facilite la digestion des aliments gras et huileux. On l'emploie en infusion (25 grammes pour un litre d'eau, racines ou tiges) dans les maladies suivantes: fièvres intermittentes, chlorose, vomissements, coliques venteuses, maux de tête.

Une bonne tasse d'angélique après le repas facilite la digestion et fait disparaître les langueurs d'estomac.

Tous nos lecteurs pourront se procurer de l'angélique soigneusement préparée en écrivant à notre dépôt, rue du Temple, 187, à Paris. Nous employons souvent cette plante dans notre méthode de traitement des maladies par les plantes.

Anguille. — Poisson d'eau douce, vivant dans l'eau stagnante ou vaseuse, sans écaille, sa chair est nourrissante, mais indigeste.

Anis. — Les semences d'anis (15 grammes bouillis dans un litre d'eau pendant dix minutes) fortifient l'estomac, guérissent les coliques venteuses, augmentent le lait des nourrices. On en prend trois verres par jour, à jeun.

Pour guérir les tranchées des enfants et faciliter les selles, on fait infuser 1 gramme de semence d'anis dans un verre de lait qu'on leur fait prendre à jeun.

L'anis augmente le lait des nourrices.

Apéritifs. — Les apéritifs sont destinés, dit-on, à aiguiser l'appétit, mais ils le ferment le plus souvent, car l'alcool qu'ils contiennent est un constricteur des glandes de l'estomac, c'est-à-dire qu'il empêche les glandes stomacales de sécréter les différents sucs nécessaires à une bonne préparation de la digestion.

Le meilleur apéritif c'est de prendre, un quart d'heure avant le repas, du bouillon de bœuf dégraissé ou un petit verre à bordeaux d'eau de Vichy.

L'absinthe, le vermout, les quinquinas, etc., sont nuisibles et souvent dangereux. Lecteurs qui lisez ces lignes, rappelez-vous que la guerre aux apéritifs est le commencement de la sagesse et une condition de bonheur pour votre foyer.

Artichaut. — L'artichaut jeune a une saveur agréable, il est tendre et peut être mangé cru, à l'huile et au vinaigre, mais il est lourd à digérer. L'artichaut adulte est âcre et doit être cuit. Il est digestif, nourrissant et convient à l'homme sédentaire. L'artichaut est riche en tanin, c'est pour cela qu'il est un excellent tonique (quand on coupe un artichaut, la lame du couteau se noircit, précisément à cause du tanin contenu dans ce légume). L'artichaut est donc un fortifiant, un antidiarrhéique; ses feuilles font passer le lait des nourrices. Les fonds d'artichaut augmentent la sécrétion spermatique.

Il ne faut pas manger les artichauts ayant une coloration bleue ou rouge occasionnée par des champignons, des moisissures toxiques.

Asperge. — On cultive maintenant l'asperge partout. Elle constitue un aliment sain, léger, de digestion facile, convenant très bien aux convalescents et aux personnes faibles, à condition de les manger en sauce blanche.

L'asperge communique aux urines une odeur fort désagréable, qui peut se changer en une odeur agréable de violettes en y ajoutant quelques gouttes d'essence de térébenthine.

L'asperge exerce une action sédative sur le cœur en augmentant la quantité des urines. Le célèbre Broussais ordonnait souvent autrefois « le sirop de pointes d'asperges » destiné à remplacer la digitale. Toutes les personnes qui souffrent de maladie de cœur feront bien de boire chaque jour avant chaque repas un verre d'une décoction de 50 grammes de racines d'asperges dans 1 litre d'eau. Nous tenons à la disposition de ces malades des boîtes de racines d'asperges spécialement préparées pour cet usage (écrire au Directeur de la médecine par les plantes, rue du Temple, 187, à Paris).

Mais toutes les personnes qui ont des maladies des voies urinaires, les diabétiques et les albuminuriques, en outre, feront bien de s'abstenir de l'asperge. L'asperge produit aussi de l'insomnie et de l'agitation chez les personnes nerveuses.

On peut prendre une infusion d'asperges comme apéritif.

Aubergine. — Fruit à enveloppe violette, se mange au beurre, frit. Il a les mêmes propriétés que la tomate, mais il est moins digestif. La saveur rappelle un peu celle du fond d'artichaut.

Avoine. — En France, on emploie peu la farine d'avoine dans l'alimentation; il n'en est pas de même à l'étranger et surtout en Angleterre et en Écosse, où la farine d'avoine en bouillie dans du lait (poridge) occupe une place d'honneur dans l'alimentation nationale. Chaque Écossais, riche ou pauvre, jeune ou vieux, mange le matin son plat de poridge. C'est grâce à l'usage régulier de cette farine que les Écossais font preuve d'une telle endurance dans tous les exercices violents et prolongés, dans les ascensions, etc. On comprendra mieux cette puissance nutritive de la farine d'avoine, en se rappelant que cette farine est composée en grande partie de phosphate de chaux et se rapproche étrangement, quant à sa composition, du lait de la femme. On sait également la puissance tonifiante de l'avoine donné à un cheval auquel on réclame un travail pénible et prolongé.

La farine d'avoine est d'une digestion facile, jamais elle n'embarrasse l'estomac. Aussi, dans une pratique médicale déjà longue, ai-je pris l'habitude de recommander l'usage de la farine d'avoine aux enfants en bas âge, aux enfants rachitiques et scrofuleux, aux enfants chétifs; du reste, elle peut se donner à tous les enfants.

Cette bouillie d'avoine remplace fort avantageusement le café au lait du matin. Je la recommande également aux vieillards, aux tuberculeux, à toutes les personnes affaiblies ou débilitées et, toujours, j'ai obtenu d'excellents résultats; les enfants augmentaient rapidement de poids, les tuberculeux et les affaiblis reprenaient vite de nouvelles forces. Pour rendre service à nos lecteurs, nous tiendrons à leur disposition des boîtes de farine d'avoine, avec toutes les instructions nécessaires, contre l'envoi d'un mandat-poste de

3 francs, à adresser au Directeur de la médecine par les plantes, rue du Temple, 187, à Paris.

La farine d'avoine sera donnée avantageusement aux enfants que l'on vient de sevrer.

B

Baba. — Pâtisserie facile à digérer, mangée avec ou sans rhum.

Banane. — C'est le fruit d'un arbre merveilleux des régions tropicales; beaucoup de peuplades indigènes tirent de cet arbre tout ce qui leur est nécessaire pour leur maison, leur vêtement, leur nourriture. Le fruit du bananier est très nourrissant, d'une digestion facile, qui peut être aborbé même par des malades ayant la diarrhée.

Barbeau. — Poisson d'eau douce (v. *poissons*).

Bardane. — Les larges feuilles de la bardane appliquées sur les plaies, les guérissent en peu de temps.

Les racines de bardane sont dépuratives, sudorifiques et diurétiques. Nous ne saurions trop conseiller aux personnes atteintes d'une maladie de peau de se laver avec une infusion de racines de bardane.

Dans les cas de rougeole, la bardane en tisane est utile pour faire sortir entièrement l'éruption.

Cette même tisane de bardane a une grande efficacité dans les maladies des voies urinaires et les accès de goutte. Forestus rapporte qu'un malade retenu au lit des douleurs de goutte, sans pouvoir remuer aucun de ses membres, et ne pouvant être guéri par aucun des remèdes que lui prescrivaient les médecins, fit usage de la décoction de bardane dans la bière, ce qui lui fit rendre une grande quantité d'urine blanche semblable à du lait, et qu'il fut ainsi guéri de ses douleurs. Il faut mettre 120 grammes de racines de bardane dans 2 litres d'eau ou de bière, en décoction pendant cinq minutes. On boit les deux litres dans la journée.

Bécasse. — Oiseau se mangeant surtout en hiver. Les amateurs de ce gibier mangent la bécasse sans être vidée, prétendant que toutes les saletés qui sont restées dans le corps de l'oiseau ont un goût exquis.

Un peu faisandée, la chair de la bécasse est exquise, fort nourrissante, mais il faut un estomac robuste pour la digérer.

Betterave. — C'est une plante riche en sucre, elle est digestive, on en met dans la salade, mais elle est interdite aux diabétiques et aux arthritiques.

Beurre. — Chacun sait que le beurre est retiré du lait de la vache. C'est un aliment très nourrissant, plus facile à digérer que les graisses; indigeste cependant pour certains estomacs qui, pour le tolérer, n'ont qu'à l'assaisonner de sucre ou de sel. Le beurre est indigeste quand il est vieux et rance; il est laxatif quand il contient trop d'eau. Un bon beurre doit avoir une pâte fine et se laisser couper nettement en lames fines. Aucune denrée n'est peut-être autant falsifiée que le beurre : on vend souvent sous le nom de beurre un mélange composé de beurre et de margarine tirée de la graisse de bœuf. A Paris on trouve des boutiques qui ne vendent exclusivement que de la margarine, beaucoup moins chère que le beurre et qui est fort employée par les pauvres et les restaurants bon marché. La margarine si elle est pure n'aurait rien de malsain pour l'estomac, mais à elle aussi s'est attaquée la falsification.

Le beurre est un excellent aliment gras : on peut le prescrire chez les personnes affaiblies et amaigries, non dyspeptiques qui ne supportent pas l'huile de foie de morue. Trousseau faisait manger aux scrofuleux et aux phtisiques des tartines de beurre auquel il avait associé une faible quantité d'iodure et de bromure de potassium.

Les diabétiques, les obèses, les dyspeptiques aux digestions laborieuses doivent éviter de manger trop de beurre.

Bière. — La bière est une boisson fermentée dans laquelle l'alcool et l'extrait sont fournis par l'orge ou par quelque autre céréale, et qui est aromatisée par le houblon. C'est une boisson hygiénique, saine, nourrissante par l'alcool, la fécule, le sucre qu'elle contient. La bière convient aux anémiques maigres, aux malades qui présentent une excitabilité facilement mise en jeu par le vin; on a constaté, en effet, que les peuples buveurs de bière (grâce au principe actif du houblon, le lupulin) sont moins excitables, moins nerveux, plus portés aux vertus de la famille, que les buveurs de vin.

Tous ceux qui sont malades de l'estomac se trouveront beaucoup mieux de l'usage d'une bière légère que du vin : il est extraordinaire de constater avec quelle facilité l'estomac le plus délicat peut supporter et digérer la bière. Les nourrices boiront de la bière pour augmenter la sécrétion lactée.

Malheureusement dans notre siècle de falsification à outrance, encouragé par le trop peu de rigueur des lois, on boit à Paris surtout beaucoup de bière frelatées qui contiennent toute autre chose que du malt et du houblon. On remplace le houblon par des lichens, la chicorée, le buis, le saule, la gentiane, le quassia amara, la noix vomique, l'acide picrique, etc. On ajoute comme matière colorante du caramel, du suc de réglisse, du rob de sureau. On lui donne du piquant et de la chaleur par l'addition de pyrèthre, de clou de girofle, de gingembre. Enfin pour la rendre capiteuse, on va jusqu'à y ajouter de la belladone, de la jusquiame, du datura stramonium.

Blé. — Il faudrait un volume pour écrire l'histoire du blé et de son importance dans l'économie politique d'un peuple.

Bouchardat écrivait ces mots :

1° Toutes choses égales, les mariages sont d'autant plus nombreux que le blé est meilleur marché.

2° Les naissances diminuent dans les années qui suivent les années de cherté excessive; les conscrits sont en nombre moindre vingt ans après, conséquence naturelle de la diminution des naissances.

3° Dans les années de cherté excessive, la mortalité augmente, les naissances et les mariages diminuent.

On peut faire du pain avec toutes les farines, mais on emploie surtout la farine de blé. Le pain a été connu dès la plus haute antiquité et nous retrouvons, sur des monuments égyptiens datant de quatre mille ans, des représentations de boulangers travaillant la pâte de la même manière que les nôtres. Il serait difficile de se passer de pain ; le Français surtout, grand mangeur de pain (à ce signe seul on le reconnaît en Angleterre) s'en passe difficilement. Il faut, pour être bon, que le pain soit bien cuit ; on ne le mangera jamais quand il est encore chaud, car il serait indigeste.

La croûte est plus nourrissante et plus digestive que la mie; règle générale, tous ceux qui souffrent de l'estomac feront bien de manger aussi peu de mie que possible. Il faut également écarter un pain trop blanc, de la farine duquel tout le gluten a été enlevé (on sait que c'est le gluten qui, par la cuisson, rend le pain léger et digestif). Magendie nourrit un chien pendant cinquante jours avec du pain blanc, le chien mourut; il fit la même expérience sur un autre chien, pendant le même laps de temps, avec du pain complet, c'est-à-dire renfermant la farine et le son, le chien se porta parfaitement.

Bœuf. — C'est la viande la plus nourrissante; rôti ou grillé, le bœuf est très digestif; il l'est moins en fricassée, ragoûts, hachis ou bouilli. On donne de 250 à 400 grammes par jour de bœuf cru haché aux affaiblis, aux anémiques et aux tuberculeux. *Les estomacs très délicats*, qui ne sauraient s'alimenter de viande rôtie, même saignante, supporteront très bien la viande de bœuf crue. Mais il faut choisir avec soin la viande destinée à être mangée crue. *Il faut la racler et non la hacher*, en laissant de côté les aponévroses, les tendons, la graisse. On fera, avec la pulpe ainsi obtenue, des boulettes de la grosseur d'une noisette. On ajoutera un grain de sel ou de poivre, un peu de cognac ou de rhum, et le malade, le tuberculeux, l'affaibli *avalera ces boulettes sans les mâcher*. La viande crue ainsi absorbée se digère très facilement. On pourra aussi faire avaler cette viande crue en la mettant dans du bouillon froid. Le seul ennui, c'est la présence assez fréquente dans le bœuf et la vache des œufs du ver solitaire, aussi conseillons-nous aux malades de prendre surtout la viande de mouton ou de cheval, tous deux réfractaires au ver solitaire. La viande crue râpée produit beaucoup plus d'effet *que le suc de viande* extrait au moyen d'une presse et que tous *les extraits de viande* Liebig et autres si répandus aujourd'hui.

Boissons. — On peut les ranger en deux grandes classes : les boissons fermentées et les non fermentées; les boissons alcoolisées et celles qui ne le sont pas. Les boissons sont diversement supportées par les différents estomacs. Si boire est indispensable en mangeant, il ne faut cependant pas boire outre mesure, car une trop grande quantité de liquide entrave la digestion. Chacun sait que la suppression presque totale de boisson en mangeant est encore le meilleur moyen pour maigrir. La boisson par excellence est l'eau, puissant adjuvant pour l'estomac; on a observé que les buveurs d'eau vivent très vieux et conservent mieux et plus longtemps que les buveurs de vin leurs différentes facultés.

Boudin. — Le boudin est un aliment très indigeste qui doit être éliminé de l'alimentation de tous ceux qui souffrent de l'estomac. Il est fabriqué avec l'intestin du porc, le sang et la graisse. Et, à moins de le faire soi-même, bien souvent il contient des matières fécales de l'animal.

Bouilli. — C'est le bœuf qui a servi à faire le pot-au-feu; il est fort peu nourrissant, toutes les parties nutritives de la viande ayant passé dans le bouillon. Il faut le manger avec des condiments qui le rendent plus digestibles. Les estomacs fatigués feront bien de n'en pas manger.

Bouillon. — Pour faire un bon bouillon, il faut avant tout se servir d'un vase en terre vernissée, car les vases de fer modifient le goût de la viande et du bouillon. Chevreul recommande pour faire un bon bouillon de prendre par 1 kilogramme de viande maigre de bœuf, 2,500 centimètres cubes d'eau, 18 grammes de sel marin et 110 grammes de légumes (carottes, navets, poireaux, céleri). Une grande erreur, c'est de croire que le bouillon est nutritif, il l'est fort peu. Il joue plutôt un rôle d'excitant grâce à ses matières gustatives, odorantes et sapides. Pris une heure avant le repas, il est l'apéritif par excellence. Mais, en se rappelant ce que disait le célèbre Bouchardat, il ne faut pas faire abus du bouillon, car il provoque divers troubles tels que l'amaigrissement, la constipation et la faiblesse. On en donnera aux malades, aux convalescents, car il est de digestion facile et augmente la sécrétion urinaire.

On fabrique aujourd'hui beaucoup d'extraits de viande (l'extrait Liebig est le plus réputé) qui rendent de grands services grâce à leur concentration. Il faut 30 kilogrammes de viande maigre de bœuf pour faire 1 kilogramme d'extrait.

C

Cacao. — L'amande du cacao, avec laquelle on fabrique le cacao en poudre et le chocolat, se retire du fruit du cacaoyer, arbre de l'Amérique du Sud. Pour fabriquer le chocolat, on mélange tout simplement cinq parties de sucre avec six parties de cacao et on ajoute un peu de vanille ou de cannelle. C'est un aliment précieux, excessivement nourrissant, mais les estomacs faibles, les vieillards et les enfants feront bien de prendre le chocolat ou cacao à l'eau, qui est moins lourd à digérer. Mais comme cet aliment est fort riche en graisse, tous les constipés et les malades de l'estomac feront bien de s'en abstenir. Il contient aussi beaucoup d'oxalate et les arthritiques, les rhumatisants, les graveleux et tous les gens qui n'ont pas beaucoup d'exercice physique feront bien de n'en user que modérément.

Il sert à fabriquer le beurre de cacao, produit employé en pharmacie

Café. — Elle est bien lointaine cette époque de Louis XIV, dans laquelle le café se vendait 150 francs la livre : il n'y avait qu'une seule boutique à Paris, aux environs de la rue Saint-Honoré, qui fût autorisée à vendre la précieuse liqueur. Aujourd'hui, c'est par centaines de millions de kilogrammes qu'il est vendu, et son prix relativement modique le met à la portée de toutes les bourses. Le café contient la caféine, matière non nutritive, mais agissant sur le cœur et la circulation, activant le système nerveux et la sécrétion rénale. Les Turcs préparent le café par décoction, nous en faisons une infusion. Ajouter un peu de bicarbonate de soude à l'eau qui doit servir à faire le café pour le rendre plus fort, plus aromatique. Le café est un stimulant. L'abus, chez les personnes susceptibles à l'influence du café, donne le *caféisme* caractérisé par : de la gastralgie, des tremblements, de l'insomnie, la fréquence du pouls, anaphrodésie (impuissance), de la polyurie. Il est bien préférable que les femmes et les enfants s'abstiennent de café, ainsi que tous ceux qui souffrent de l'estomac. Avec grand avantage, ils remplaceront le café, après le repas, par une tasse de notre thé de Beauregard. L'introduction de la chicorée dans le café n'est nullement nuisible, bien au contraire, elle le rend moins nuisible pour le système nerveux.

Caille. — Elle est bonne à manger en automne, sa chair est très digestive et fort nourrissante.

Calvados. — Eau-de-vie de cidre que les malades de l'estomac feront bien d'éviter.

Canard. — La chair est nutritive, mais lourde à digérer; il vaut mieux le manger rôti, il est moins indigeste que préparé avec des navets. Le canard sauvage est moins indigeste que le canard domestique.

Cannelle. — Écorce d'un arbre qu'on trouve dans l'île de Ceylan; fort employée dans diverses préparations culinaires auxquelles elle communique un agréable arome; la cannelle occupe aussi une grande place dans un grand nombre de préparations pharmaceutiques. La cannelle excite la circulation générale, elle convient aux affaiblis, aux vieillards, à ceux qui ont quelque affection des bronches (le vin chaud à la cannelle n'est-il pas recommandé dans les cas de rhume). Enfin, elle excite les fonctions de l'estomac et, pour cette raison, elle est à recommander aux malades de l'estomac.

Carotte. — La carotte pousse aux urines, mais n'a aucune action dans la jaunisse, elle est faiblement nourrissante.

Cassis. — C'est un fruit tonique, antidiarrhéique; on en fait une liqueur inoffensive, tonique et digestive.

Céleri. — Il est diurétique et fondant. La racine fait partie des cinq racines apéritives. Le fruit est carminatif, c'est-à-dire qu'il favorise l'expulsion des gaz intestinaux; il est utile dans les coliques utérines. Le céleri cru est lourd. Le céleri cuit est digestif; il est bon pour les bilieux, les goutteux, les lymphatiques; il excite de plus les fonctions génitales.

Cerfeuil. — Fort usité dans la cuisine à cause de son arome; il entre dans la composition du fameux bouillon aux herbes, il est apéritif, diurétique; antiscorbutique, il est également carminatif.

Champignons. — Les champignons sont des végétaux de

l'ordre, au point de vue nutritif, à tel point qu'on a pu les appeler *une viande végétale*. Si bien qu'en Russie les champignons occupent une grande place dans l'alimentation nationale. Les paysans ramassent tous les champignons indistinctement et les stratifient par couches dans du sel. Après quelques semaines, ils les lavent à grande eau et les soumettent à l'ébullition, puis ils les mangent sans danger. En France, beaucoup de gens mangent des champignons par gourmandise, et de tout temps ils ont été fort appréciés. Mais que de prudence est nécessaire pour le récolter! Car il n'y a rien qui ressemble aux bons champignons comme les mauvais.

Chaque jour, dans la saison, les journaux nous apportent la liste des gens empoisonnés par ce précieux végétal. Il faut toujours se défier, car même les champignons reconnus comestibles peuvent devenir vénéneux et causer des empoisonnements, soit par changement subit dans l'atmosphère, soit par toute cause que nous ignorons. Ne mangez que des champignons que vous connaissez bien et ne vous fiez pas à ces préjugés populaires qui vous font mettre une cuillère d'argent ou une bague en or dans la casserole où cuisent les champignons, soi-disant pour reconnaître leur bonne ou mauvaise qualité. Lamic, dans les *Archives médicales de Toulouse,* donne le seul moyen de se préserver de tout accident. Il conseille de faire bouillir les champignons dans l'eau pendant une demi-heure et à rejeter l'eau de cuisson.

Nous croyons être utile à nos lecteurs en leur donnant les signes de l'empoisonnement par les champignons. Le malade éprouve une vive angoisse, une soif ardente, il a de grands vomissements, de violentes coliques, des vertiges, du délire, le refroidissement des extrémités et la mort. En attendant l'arrivée du médecin, on donnera des vomitifs, des purgatifs énergiques pour débarrasser par le haut et par le bas tout le tube digestif. On donnera en même temps des boissons stimulantes, du thé, du café, de l'alcool dans de l'eau.

Ajoutons, en terminant, que le champignon est un mets fort indigeste, il se digère lentement, et tous les gastralgiques et autres malades de l'estomac feront bien de s'en abstenir totalement.

Charcuterie. — La charcuterie est faite de viandes nourrissantes, lourdes, constipantes. Souvent mauvaise par la fermentation, par la mauvaise qualité des viandes préparées dont les défauts sont masqués par les apprêts et les épices, la charcuterie donne souvent des indigestions, des empoisonnements.

Règle générale, toute personne ayant des malaises de l'estomac doit entièrement s'abstenir de manger de la charcuterie.

Châtaigne. — Fruit très nourrissant, riche en fécule; en Italie, la farine de châtaignes sert à la confection de la polenta. Tous les anémiques, les tuberculeux, les affaiblis pourront manger avec grand profit de la farine de châtaignes, fort digestive.

Cheval. — On consomme près de 10,000 chevaux chaque année à Paris, c'est assez dire que cette viande, nourrissante, digestive et agréable, est entrée de plus en plus dans notre alimentation. Mais il faut qu'elle soit de première qualité. Les anémiques et les tuberculeux auxquels on prescrit de manger de 200 à 300 grammes de viande crue râpée par jour auront avantage à prendre de la viande de cheval qui, outre son prix modique, ne contient jamais le tænia ou vers solitaire, si souvent rencontré dans la viande de bœuf.

Disons que cette viande crue, *râpée* et non *hachée*, doit être *avalée* par le malade sans la mâcher, elle est alors de digestion facile.

Chicorée. — La racine et les feuilles sont apéritives et laxatives. On la mange crue en salade ou cuite. La chicorée est bonne pour les dyspeptiques et les bilieux; elle est dépurative. Les constipés et les malades de l'estomac auront donc tout intérêt à manger beaucoup de chicorée cuite.

Choucroute. — La choucroute peut se préparer avec toute espèce de choux, mais on emploie de préférence le chou blanc, nous ne pourrions dans ce volume entrer dans les détails de la fabrication de la choucroute. Disons seulement qu'elle tient une grande place dans l'alimentation des Anglais et surtout des Allemands (d'où leur surnom de mangeurs de choucroute). Préparés en choucroute, les choux sont beaucoup plus digestibles qu'à l'état ordinaire. La choucroute est très saine et a des propriétés antiscorbutiques qui l'ont fait admettre dans le menu des marins. Tous nos lecteurs qui souffrent de l'estomac feront bien, cependant, de ne pas abuser de la choucroute.

Cidre. — Boisson que l'on fabrique avec du jus de pomme fermenté. Le cidre est populaire en Normandie et est à peu près spécial à cette province, où il fut fabriqué pour la première fois au XIIe siècle. Pour faire de bon cidre, il importe de surveiller la récolte des fruits. Les pommes qui ne sont assez mûres manquent de parfum et de sucre et donnent un cidre qui a de la tendance à se *tuer*, c'est-à-dire à prendre une couleur brune dans le verre aussitôt qu'il y est versé. Les pommes trop mûres ne produisent qu'un cidre de mauvais goût et qui ne se conserve pas. Dans tous les cidres, on trouve du sucre en bien plus grande proportion, surtout quand ils sont doux, que dans les vins et les bières. Les cidres récents, les gros cidres sucrés et mousseux se digèrent mal; ils peuvent causer des coliques, des diarrhées et même de la dysenterie. Le cidre tourne facilement à l'aigre et il faut le boire aussitôt qu'il est tiré. Tous les gastralgiques doivent s'abstenir de cidre.

Citron. — Fruit du limonier, vulgairement citronnier. Le jus de citron est d'un usage journalier comme assaisonnement, sa saveur est plus agréable que celle du vinaigre. Dans l'antiquité, le citron jouissait d'une haute réputation en médecine, on le préconisait contre une foule de maladies, et il passait surtout pour un antidote souverain contre les venins et les poisons. Aujourd'hui, le citron est employé comme le rafraîchissant par excellence; il doit cette propriété à l'acide citrique qu'il renferme en grande quantité. La limonade ou le suc de citron étendu d'eau et adouci avec du sucre est un médicament agréable dans les irritations gastriques peu intenses et constitue aussi une boisson salubre dans les chaleurs de l'été.

Déjà au IIIe siècle, le jus de citron était recommandé comme vermifuge. Le suc du citron aiguise l'appétit, arrête le vomissement, résiste aux fièvres malignes, provoque les urines et dissout le calcul.

Coing. — Fruit du cognassier; on ne peut le manger cru, mais on en fait des compotes, des confitures, des conserves, des marmelades, des gelées, des pâtes ou confitures sèches. On en tire aussi une sorte de cidre assez agréable, dont on peut extraire une bonne eau-de-vie.

Autrefois, le coing jouissait d'une grande réputation en médecine, on le regardait comme susceptible de neutraliser l'action des poisons.

Aujourd'hui, on en fait un sirop : *les graines fournissent par décoction un collyre très efficace dans toutes les ophtalmies ou inflammations des yeux.*

Compotes. — Fruits cuits avec du sucre. Rafraîchissantes, digestives et laxatives, les compotes seront données aux malades, aux convalescents et à tous ceux dont l'estomac est délicat.

Concombre. — Le concombre est un excellent condiment quand sa saveur fade est relevée par un assaisonnement haut en goût : par le vinaigre, le sel et le poivre. L'art culinaire sait en tirer un bon parti en l'offrant cru, en salade, aux estomacs robustes ; cuit, farci ou en ragoûts gras ou maigres à ceux moins bien doués sous le rapport des forces digestives.

Dans l'ancienne médecine, on se servait beaucoup du concombre ; aujourd'hui, on ne l'emploi plus guère que dans la pommade de concombre. C'est à tort que dans la médecine des pauvres on n'emploie plus les graines de concombre qui sont laxatives et diurétiques.

Malades de l'estomac, abstenez-vous des concombres et des cornichons.

Condiments. — On donne ce nom à toute substance ayant une saveur développée, qu'on ajoute ordinairement en petite quantité aux aliments pour en rehausser le goût. Les condiments sont des adjuvants de l'alimentation et favorisent la digestion ; il est certain qu'une alimentation fade, sans aucune espèce de condiment est non seulement mauvaise, mais encore mal utilisée par l'organisme.

Pour des raisons médicales qu'il serait trop long d'expliquer ici, chez l'enfant, dont la sensibilité est exquise et les sécrétions digestives parfaites, tout condiment est inutile et, par conséquent, nuisible. Il faut proscrire les condiments avec d'autant plus de soin que les enfants, en général, en sont très friands.

L'adulte pourra faire usage des condiments, surtout lorsqu'il les mélangera à des substances insipides, comme le riz, la pomme de terre, le poisson, etc.

Enfin, le vieillard, chez qui la sensibilité émoussée et la torpeur des fonctions sont le prélude de leur cessation absolue, devra chercher à les ranimer à l'aide de condiments un peu plus accentués.

Digestifs à petite dose, à haute dose les condiments énervent le palais, le blasent, échauffent, constipent, enflamment les organes digestifs et provoquent sur la peau des démangeaisons désagréables.

Les principaux condiments sont : le sucre, miel, sel, vinaigre, épices, poivre, moutarde, muscade, vanille, safran, clou de girofle, piment, raifort, céleri, ail, oignon, cumin, anet, anis, genièvre, échalote, estragon, cerfeuil, persil, sauge, thym, etc.

Conserves alimentaires. — On donne le nom de conserves aux préparations d'aliments altérables dans les circonstances ordinaires et qui, grâce à certains procédés : le fumage, la salaison, la dessiccation, l'enrobement de graisse, d'huile, de sucre, de cire, d'eau-de-vie, les antiseptiques, la réfrigération, la chaleur, etc., sont susceptibles de se garder pendant un temps fort long. Les conserves doivent être bien préparées, avoir une odeur agréable, un bon goût, exemptes de moisissures. Les conserves ne valent pas l'aliment frais et peuvent donner lieu à des empoisonnements par leur mauvaise préparation, leur falsification, leur coloration artificielle, leur fermentation. Gastralgiques, dyspeptiques et constipés, défiez-vous des conserves alimentaires.

Cresson. — Le plus connu, comme le plus usité est le cresson de fontaine, de ruisseau, la santé du corps. L'huile volatile sulfurée qu'il contient en assez grande quantité, sa richesse en azote, l'iode et le fer qu'on y rencontre en assez grande proportion, la présence d'un extrait amer et de sels de potasse suffisent à expliquer la réputation que le cresson s'est acquis à juste titre. C'est avant tout un stimulant de la digestion et de la nutrition ; c'est aussi un reconstituant et un altérant. Il est utilement employé dans la scrofule, le lymphatisme, la tuberculose, les digestions lentes et les ballonnements du ventre. Très utile également pour tous ceux qui urinent peu ou mal. Mais pour qu'il exerce une action sérieuse, il faut le prendre en grande quantité et cru, car la cuisson lui fait perdre son huile volatile et son iode. On en mange une ou plusieurs bottes par jour, soit entre les repas, soit aux repas, en hors-d'œuvre ou autour des viandes. Si la plante en nature n'est pas bien supportée, le mieux est d'en prendre le jus le matin à jeun ou au commencement des repas.

Le cresson mâché plusieurs fois par jour, soit qu'on en avale le jus, soit qu'on le rejette, est un remède populaire contre l'inflammation des gencives.

Voici une bonne manière de préparer du *suc de cresson de fontaine* pour les affaiblis, les anémiques, les tuberculeux. On pile le cresson dans un mortier de marbre ; on exprime dans un linge et l'on filtre le suc à froid, ou simplement on se borne à passer le suc à travers un linge fin. On en prend une ou deux cuillerées le matin à jeun. On peut y ajouter un peu de sirop ou de vin de quinquina.

Crevettes. — On fait une grande consommation de crevettes. La digestion en est généralement facile, et, sous ce rapport, elles diffèrent beaucoup de certains autres crustacés de la même famille, tels que les crabes et les homards. Il est même des estomacs débiles et fatigués par les excès de table qui se trouvent très bien de se nourrir presque exclusivement de crevettes, prises en petites quantités souvent répétées ; mais pour cela il faut que les crevettes soient mangées très fraîches. Aussi, pour les malades dont nous parlons, cette espèce de cure est-elle faite au bord de la mer.

Cumin. — Le cumin est une plante qui a une odeur très forte et très spéciale, un parfum aromatique très prononcé qui le fait rechercher dans certaines régions. Depuis longtemps il est employé dans la médecine. Les préparations de cumin, rarement usitées aujourd'hui, constituent néanmoins un bon stimulant digestif et un carminatif (c'est-à dire qui chasse les gaz qui se forment dans l'intestin) assez sérieux. Toutes les personnes qui ont ce qu'elles appellent des vents feront bien de prendre du cumin. Il est à recommander dans les vertiges d'origine gastrique, dans les gastralgies et les ballonnements de ventre, dans les coliques venteuses, dans les leucorrhées, l'aménorrhée (règles difficiles). Dans certaines parties du Dauphiné, les paysans emploient les semences de cumin pour faire revenir le lait de leurs chèvres : c'est en se basant sur ce fait que certains médecins l'ont prescrit à des nourrices ayant perdu leur lait à la suite de maladies fébriles. Aujourd'hui encore en Angleterre, on emploie des cataplasmes de cumin pour faire dissoudre les humeurs froides, les glandes, les scrofules, etc.

Mode d'administration. — Intérieurement, on donne le cumin à la dose de 1 à 2 grammes en poudre, ou à la dose de 2 à 4 grammes en infusion.

E

Escargots. — Les escargots sont une véritable ressource pour les habitants pauvres du Midi. Dans le nord de la France et aux environs de Paris, on recherche l'escargot vigneron. La consommation augmentant de jour en jour, on a créé des parcs à escargots ou escargotières, coins de près limités par des traînées de sciure de bois, qui empêchent les escargots de se disperser.

Dès l'antiquité, l'escargot a été employé en médecine, à l'intérieur et à l'extérieur. Leur décoction, qui contient une si grande abondance de mucilage qu'elle se prend en gelée, est généralement regardée comme pectorale (*sirop d'escargots*) et on l'administre dans les maladies de poitrine. Dans le Midi, il est encore d'usage de faire avaler aux poitrinaires des escargots crus et vivants, extraits de leur coquille.

Le médecin et naturaliste romain, Pline l'Ancien, ordonnait à tous les malades de l'estomac de manger des escargots, c'est juste le contraire que nous recommanderons à nos lecteurs, car l'escargot est fort indigeste.

Écrevisse. — Les pierres d'écrevisse, si improprement appelées *yeux*, étaient autrefois employées contre l'acidité gastrique; aujourd'hui, avec raison, les pharmaciens les remplacent par le carbonate de chaux. La chair d'écrevisse est un aliment qui, convenablement assaisonné, est savoureux et de digestion facile. Sous ce rapport, l'écrevisse tient le milieu entre la crevette et le homard.

F

Fraises. — La fraise est un des fruits les plus délicieux, quelques-uns disent le plus délicieux. Tout le monde aime les fraises, mais tous ne peuvent la digérer. Pour certains estomacs, les fraises sont lourdes et indigestes. La fraise, riche en eau et en sucre, ne convient pas toujours aux dyspeptiques, aux obèses, aux diabétiques. Elles peuvent provoquer l'apparition de diverses éruptions cutanées, de l'urticaire particulièrement; elles sont laxatives quelquefois. De ce que la fraise est diurétique (c'est-à-dire poussant aux urines), on en a conclu qu'elle possède une action antigoutteuse, anticalculeuse même. C'est le grand naturaliste Linné qui, ayant fait des expériences sur lui-même lors d'une violente attaque de goutte, fut le premier à préconiser la cure de la goutte par les fraises. En tout cas, il est certain que la fraise, en poussant aux urines, favorise l'excrétion de l'acide urique fabriqué en excès, et par conséquent est d'un secours utile dans le traitement de ces maladies.

On vante aussi l'eau distillée de fraise comme un excellent cosmétique propre à faire disparaître le hâle de la peau et les taches de rousseur.

Mais la fraise est surtout utile par sa racine qui contient beaucoup de tannin, et c'est grâce à cet acide tannique qu'elle a des propriétés apéritives, astringentes et diurétiques.

L'infusion de feuilles fraîches de fraisier a été beaucoup vantée comme excellent remède contre la diarrhée chronique. Voici la formule :

Feuilles vertes de fraisier . . . . . 375 grammes.
Bonne eau-de-vie . . . . 1 litre 15.

On fait bouillir jusqu'à réduction de 55 centilitres, on filtre et on donne une cuillerée à soupe du liquide toutes les heures. En général, l'amélioration est manifeste à la dixième cuillerée.

En écrasant des fraises dans de l'eau, on en fait une tisane rafraîchissante, tempérante, utile pour les fiévreux. Pour faire du sirop de fraises, on prend :

Fraises des bois . . . . 1,000 grammes.
Sirop de sucre blanc. . . . . . 3,000 —

On réduit par cuisson le sirop à 2,250 grammes, on ajoute les fraises et on place le tout dans un vase de porcelaine couvert. Après vingt-quatre heures, on passe sur une étamine de laine, avec une légère expression.

On prépare avec la racine une *infusion* ou une *décoction*, d'après les proportions suivantes :

Racine . . . . 20 grammes.
Eau . . . . 1,000 —

Framboise. — La framboise est le fruit d'un arbuste qui croît naturellement dans les forêts de l'Europe et qui, cultivé, ne nécessite pas de grands soins. Elle est inférieure aux fraises : 1° à cause du duvet cotonneux qui la recouvre et qui produit sur l'organe du goût une sensation désagréable, une sorte d'impression d'acidité et de sécheresse ; 2° par la facilité avec laquelle elle se corrompt ; de plus, elle est exposée aux attaques des insectes plus que tout autre fruit et très souvent, par cela même, envahie par leurs larves. Les framboises sont humectantes, adoucissantes, rafraîchissantes et laxatives, et, par leur arome particulier, exercent une certaine influence sur le système nerveux. Ingérées en trop grande quantité, elles peuvent déterminer des coliques, de la diarrhée et même, dans certains cas, des éruptions cutanées, comme les fraises.

Quelques framboises infusées dans le vin lui communiquent un goût très agréable ; on en fait des confitures, des gelées, des conserves, de l'eau-de-vie excellente, dont voici la recette :

On prend 600 grammes de jus de framboises, 100 grammes de jus de cerises, 1 kilogramme de sucre, 2 litres d'eau-de-vie. On laisse reposer et, quand la liqueur est claire, on met en bouteilles.

On fait également un vin de framboises fort estimé en Pologne.

La chair est très nutritive, à conseiller aux personnes dont l'estomac est fatigué par des excès ou débilité par de longues maladies, tandis qu'il faut l'interdire aux individus que la pléthore prédispose aux hémorragies, aux inflammations, aux irritations, à ceux qui sont menacés d'apoplexie ou qui sont atteints de rhumatismes aigus, d'affections arthritiques.

Fromage. — Ce mot sert à désigner un aliment azoté qui se prépare avec le lait des animaux et plus spécialement avec celui de la vache, de la brebis et de la chèvre. L'importance du fromage au point de vue alimentaire provient de ce que, sous ses formes si variées, cette préparation bien que le fond soit le même, ne constitue pas une nourriture monotone. Elle plait à tous et forme sur la table du riche un appoint dont les gourmets ont vanté l'excellence. Pour le pauvre, c'est un aliment favori, dont le goût relevé permet l'ingestion d'une grande quantité de pain et qui n'exige aucune préparation culinaire. Le fromage est donc un aliment de grande importance, surtout pour le paysan, car en général l'azote manque dans sa ration. Le berger qui élève à grand'peine le bétail pour l'habitant fortuné des villes se prive de viande, ou ne s'en permet l'usage que rarement. Le laitage au moins lui reste. Il le consomme nature ou sous forme de fromage. Le fromage a encore un autre mérite. Sa saveur agit par contraste sur le goût du vin, qui parait meilleur. Il suffit pour s'en convaincre de goûter le même vin après avoir mangé des confitures ou tout autre entremets sucré et de répéter l'expérience après avoir goûté du fromage. Dans ce dernier cas, le vin parait excellent, et l'expérience réussit même si bien que, pour déguster un vin au point de vue commercial, il faut bien se garder de procéder à l'opération en mangeant du fromage. Grâce à cette circonstance, la piquette du pauvre lui parait une boisson passable.

Dans les villes, le fromage est de fondation au dessert. Les ferments qu'il contient, sa saveur salée et quelquefois de haut goût, sont un stimulant aussi précieux qu'inoffensif pour l'estomac qui se blase ; il est bien préférable aux mets sucrés que l'on sert à la fin du repas et qui sont préférés par les enfants, mais ne conviennent pas à l'estomac adulte. Brillat-Savarin disait qu'un dessert sans fromage est une belle à qui il manque un œil.

Les fromages sont maigres, demi-gras ou gras, selon qu'on les fabrique avec du lait écrémé, du lait nature, ou du lait auquel on a ajouté de la crème.

On peut également diviser les fromages en fromages frais (à la pie, Gervais, Neufchâtel, double crème, etc.), en fromages salés à pâte molle (Brie, Camembert), et enfin en fromages à pâte dure et sèche (Gruyère, Roquefort, Hollande, etc.).

Fruits. — Suivant que les fruits renferment du sucre (ananas, fraise), de la fécule (banane), des matières grasses (fèves, olives, amandes), ils jouent dans la nutrition les rôles divers qui appartiennent à ces substances. Disons seulement que les fruits qui renferment peu de matières grasses, une plus grande proportion de matières sucrées et albumineuses, avec des principes aromatiques non irritants, et qui, en même temps sont très aqueux, sont d'une digestion légère et peuvent passer pour rafraîchissants. Tels sont les raisins, les pêches, les framboises, etc. Ceux qui contiennent en même temps des substances acides, comme l'orange, sont apéritifs, antiseptiques, quelquefois plus relâchants que les précédents; d'autres, au contraire, portent à la constipation par leurs principes astringents, par exemple les nèfles, les cormes. Une autre considération à ne pas négliger est celle de la nature du parenchyme (corps du fruit), qui est tantôt mou, fondant, tantôt dur, compacte, comme fibreux : ainsi certaines pommes, le coing. Ce genre de fruit n'est souvent bien supporté qu'après cuisson. Il existe d'ailleurs à cet égard des dispositions individuelles dont il serait difficile de rendre compte. Enfin certains fruits se signalent par la quantité d'acides et de sels qu'ils renferment, surtout la pomme et le raisin; ce dernier surtout; qui a acquis tant d'importance depuis quelque temps dans la cure de certaines maladies chroniques.

Le degré de maturité des fruits a également une grande influence sur leurs qualités digestibles. On sait le fâcheux effet qu'exerce sur le tube digestif l'ingestion de fruits verts. De graves accidents peuvent en être la conséquence; néanmoins, il n'y a pas le même inconvénient et il y a même quelquefois avantage à sucer certains fruits encore verts sans en avaler la pulpe; les acides qu'on y puise excitent l'appétit et préparent une digestion facile.

G

Gelinotte. — Oiseau à viande nourrissante et digestive.

Genièvre. — Chacun connait les baies du genévrier, je n'ai nul besoin d'en faire une longue description. Il est regrettable que les fruits du genévrier n'occupent pas une plus grande place et dans notre alimentation et dans notre art de soigner les maladies.

Lorsqu'on mâche les baies de genièvre en petit nombre, il se produit dans la bouche une action stimulante. La salive est sécrétée en plus grande abondance et la bouche est humidifiée à ce point qu'on a pu dire que ces baies pouvaient tenir lieu du verre d'eau de l'orateur. La sécrétion gastrique est elle-même stimulée, la digestion devient dès lors plus rapide et plus complète, aussi bien l'appétit s'accroit-il. Le genièvre produit la contraction des intestins et cette action a pour conséquence souvent l'expulsion des gaz.

De plus, les graines de genévrier en infusion stimulent la circulation du sang et ont une action importante sur les reins, la peau et les poumons. L'urine est rendue en plus grande abondance et elle sent manifestement la violette, ce qui indique des *propriétés diurétiques.* Elles provoquent également la sueur.

Les infusions faites avec 5 grammes de graines dans 500 grammes d'eau et bues par tasse toutes les deux heures faciliteront l'expectoration dans la bronchite aiguë ou chronique et dans l'asthme, augmentent la sécrétion urinaire, éliminent l'acide urique et modifient très heureusement le catarrhe de la vessie.

A dose élevée, les préparations et infusions de genièvre deviennent excitantes.

Les Allemands font un grand usage du genièvre dans leurs préparations culinaires.

Les Anglais, les Hollandais, les Norvégiens et les Belges préparent avec le genièvre et du mauvais alcool de seigle, d'orge, d'avoine et de maïs une boisson connue sous le nom de *gin*, dont les effets toxiques ont une influence des plus mauvaises sur les facultés physiques et morales. Je me hâte d'ajouter que cette action nocive du gin tient à l'alcool de grains et non à la baie du genévrier.

Le genévrier a été conseillé dans certaines affections des voies digestives. Il stimule l'estomac et l'intestin, chasse les flatuosités, excite la sécrétion des sucs digestifs et tonifie les organes.

Mais c'est surtout dans les maladies des reins qu'il est employé, et l'illustre Trousseau a fait entrer les baies de genièvre dans la formule du célèbre vin diurétique qui porte son nom, l'un de nos meilleurs médicaments dans l'hydropisie. Mais il faut surveiller l'usage du genévrier, car à dose trop forte il pourrait congestionner les reins et empêcher leur fonctionnement.

La baie de genièvre est utile pour faire revenir les règles, on mettra une pincée de baies de genièvre et une pincée de thé pour une tasse d'eau bouillante. On boira cette infusion le soir en se couchant.

Les baies de genièvre sont également le *diaphorétique du pauvre* (c'est-à-dire qui favorise la transpiration). Pour faire transpirer on prendra 125 grammes de bois de genévrier râpé, qu'on fera bouillir dans 1,500 grammes d'eau jusqu'à réduction de 1,000 grammes et on ajoutera 125 grammes de vin blanc.

Daignan, médecin français du siècle dernier, a fait un petit livre consacré à mettre en relief les effets salutaires de l'eau-de-vie de genièvre dans les pays bas, froids, humides et marécageux. Il démontre que, grâce à un heureux instinct, les peuples du Nord de l'Europe ont pour boisson habituelle l'eau-de-vie de genièvre dont ils font une grande consommation. Cette eau-de-vie, tout en facilitant les digestions chez ceux qui la boivent, gros mangeurs très avides d'une nourriture abondante et succulente, est encore pour eux un préservatif de la goutte et du rhumatisme.

Le *ratafia de genièvre* est une bonne liqueur stomachique, cordiale, apéritive.

Voici la formule de préparation :

Baies de genièvre.	300	grammes.
Semence d'anis.	8	—
Cannelle fine	4	—
Eau-de-vie de cognac.	4	litres.
Eau	500	grammes.
Sucre	1,000	—

Laissez infuser les baies dans l'eau-de-vie huit ou dix jours, avec l'anis et la cannelle ; passez à travers un tamis, ajoutez le sucre et filtrez. Pour avoir de bonnes graines de genièvre, écrire à notre Herboristerie à Paris, 187, rue du Temple, 0 fr. 50 la boîte.

Gingembre. — Le gingembre est une plante qui ressemble au roseau et qui pousse dans les régions tropicales de l'Asie : la racine seule est usitée.

Le gingembre est stimulant, digestif, tonique et carminatif; il est plus usité en Angleterre et en Allemagne qu'en France.

Les Indiens mangent le gingembre vert en salade ; ils en assaisonnent le bouillon, les ragoûts et le riz; les Hollandais le font confire dans du sirop et le mangent comme digestif après le repas du soir ; les Anglais s'en servent beaucoup dans leurs pâtisseries et les Allemands l'utilisent pour aromatiser la bière.

En Angleterre, on l'emploie aussi beaucoup dans les dyspepsies comme stomachique et surtout contre les coliques, quelle qu'en soit la nature, même chez les enfants. L'addition de gingembre dans les tisanes destinées à ces derniers est une pratique banale chez les nourrices anglaises.

Un cataplasme de farine de lin saupoudré abondamment de gingembre est plus efficace qu'un cataplasme à la farine de moutarde.

Girofle. — Le clou de girofle est le bouton floral du giroflier, arbre toujours vert, de 8 à 10 mètres de hauteur, et qui fut découvert par les Portugais dans les îles Moluques.

Le girofle aromatise les bouillons, augmente leurs qualités apéritives et facilite la digestion des viandes lourdes ou fades. Mais il ne faut pas dépasser le chiffre de un ou deux clous par personne et par plat, sous peine de s'exposer à provoquer des phénomènes d'irritation gastrique et d'excitation nerveuse.

Glace. — Certains auteurs attribuent l'emploi très répandu en Amérique de la glace et de l'eau glacée la grande fréquence des maladies d'estomac qu'on observe dans ce pays; cette opinion nous paraît exagérée, et s'il résulte un danger de l'usage de la glace, c'est plutôt en raison de sa provenance souvent suspecte.

On peut dire que l'usage de la glace pure et des boissons glacées en été est certainement inoffensif, quand il n'y a pas abus et que la surface de la peau n'est pas couverte de sueur.

Au moment de son introduction dans l'estomac, l'eau glacée soustrait aux parois de cet organe une certaine quantité de calorique, et nécessairement tout l'organisme participe à cette déperdition de chaleur; mais la réaction ne tarde pas à se produire et la muqueuse de l'estomac se trouve vivement stimulée.

On voit donc que l'ingestion d'eau glacée, bien pure, loin de nuire aux fonctions digestives, peut rendre de réels services dans la gastralgie et la dyspepsie atonique.

Quant aux glaces, leur action est la même que celle de l'eau glacée; il est bon cependant de ne les prendre que le soir, quand la digestion est déjà assez avancée, ou tout au plus à la fin du repas, au dessert.

Mais après l'ingestion imprudente de glaces ou de boissons glacées, on a observé des gastralgies, des vomissements, de la gastrite aiguë, de la gastro-entérite, de la péritonite et souvent la mort. Toutes les maladies pulmonaires peuvent également se déclarer en prenant des boissons glacées imprudemment.

On peut résumer de la manière suivante les préceptes hygiéniques propres à prévenir ces accidents :

1° Boire à petites gorgées et conserver le liquide dans la bouche le plus longtemps possible avant de l'introduire dans l'estomac;

2° Ne pas boire de liquide glacé quand l'estomac est vide et prendre auparavant une petite quantité d'un aliment solide : pain, biscuit, etc.

3° Dans les bals et les réunions, éviter de prendre des boissons froides ou du moins accorder la préférence aux sorbets au rhum, qui sont légèrement stimulants et offrent moins d'inconvénients que les glaces à la crème et surtout que celles aux fruits ;

4° Dans les cas d'accidents provoqués par l'ingestion des liquides glacés, donner de l'eau chaude. Dans les bals, les effets des glaces sont avantageusement contre-balancés par le vin chaud, le punch, le thé.

Gland. — Le gland doux torréfié et réduit en poudre est une substance qui simule le mieux le café véritable. La poudre de gland mélangée à quelques feuilles de menthe, sert à faire des infusions légèrement toniques et aromatiques pouvant remplacer avec avantage le thé et le café chez les enfants et chez les nerveux.

Le mélange de cette poudre à une certaine quantité de café véritable peut être facilement donné au consommateur pour du café pur, et cette tromperie est fréquente.

Graisses. — Toutes les graisses donnent beaucoup de chaleur à l'organisme, et leur emploi serait utile surtout dans les pays froids, si leur digestion était moins difficile et moins laborieuse. Tous ceux qui souffrent de quelque maladie de l'estomac doivent éviter les graisses sous toutes les formes.

Grive. — Oiseau particulièrement recherché, dont la chair sert à confectionner des pâtés ou des salmis.

Groseille. — La groseille est le fruit du groseillier, arbrisseau qui croît spontanément dans les régions tempérées. Les groseilles constituent un aliment assez savoureux, rafraîchissant, très digestible quand on n'en abuse pas, ouvrant l'appétit, facilitant plutôt les garde-robes et légèrement diurétique.

Les groseilles blanches sont moins acides que les rouges, elles sont aussi plus agréables au goût et conviennent mieux aux estomacs irritables. Les rouges doivent leur couleur à leur richesse en acides, et sont astringentes et souvent employées dans les diarrhées.

Les groseilles noires ou cassis renferment un principe aromatique particulier; elles servent à préparer la liqueur appelée cassis

---

qui jouit d'une réputation populaire, comme digestif. Je conseille aux travailleurs des champs de faire macérer dans de l'eau fraîche les feuilles et les sommités du cassis, en y ajoutant un peu de sucre et d'eau-de-vie, ils obtiendront une boisson rafraîchissante pendant l'été.

Le suc des groseilles et les diverses préparations dans lesquelles on les fait entrer sont utiles dans les phlegmasies (inflammations) gastro-intestinales simples, dans les obstructions viscérales, les irritations des voies urinaires ou de l'intestin. Les goutteux, les sujets bilieux ou constipés, se trouveront bien de la cure de groseilles, comparable pour eux à celle de raisin.

La gelée de groseille appliquée sur une brûlure superficielle produit un excellent effet.

Gruau. — Terme de meunerie qui sert à désigner le grain des céréales, concassé et séparé de ses enveloppes.

Les gruaux représentent la partie la plus estimée et la plus chère du grain. Les gruaux de blé, passés une seconde fois à la meule, donnent la farine de gruau, qui est la fleur de farine. Les pains de gruaux sont donnés de préférence aux convalescents; ils sont d'une digestion plus facile en raison de la matière première employée et des soins apportés à leur préparation. Le gruau d'avoine ou bouillie est très usité en Angleterre pour les enfants dont les nourrices sont insuffisantes. On délaye deux ou trois cuillerées à café de gruau d'orge ou d'avoine dans une demi-tasse d'eau froide; on ajoutera ensuite un verre de lait bouillant additionné de sel et de sucre. On laissera cuire le tout pendant une demi-heure et on obtiendra soit une gelée d'orge ou d'avoine fort appétissante et nutritive, dont les enfants et les vieillards pourront retirer grand profit.

H

Hareng. — On consomme des harengs dans le monde entier et ils forment la base de l'alimentation populaire dans plusieurs pays du Nord; en Suède et en Norvège, leur abondance est parfois telle qu'ils sont employés pour engraisser les porcs et même pour fumer les terres. Leur chair est savoureuse, légère et de facile digestion; la plus délicate est celle où se trouve la laie ou les œufs.

Les harengs salés sont d'une digestion plus difficile.

Haricot. — Les gousses de haricot renferment une forte proportion d'eau, du sucre, des albuminoïdes et constituent un aliment très sain, mais d'une faible valeur nutritive; on peut en dire autant des semences vertes. Mais il n'en est plus de même des haricots secs; ils sont très nutritifs grâce à la grande quantité d'azote assimilable qu'ils renferment, mais l'énorme proportion de fécule (60 %) qu'ils contiennent les rend difficiles à digérer. On remarque souvent des pesanteurs d'estomac, des gargouillements, du ballonnement et de la diarrhée chez les personnes qui en font la base de leurs repas plusieurs fois par semaine. Le haricot est moins indigeste en purée, mais ni les enfants en bas âge, ni les convalescents, ni les dyspeptiques ne devront en faire usage.

Les haricots verts en salade constituent de bonnes salades se digérant mieux que les autres, à cause de la cuisson par laquelle ils ont passé. Nous recommandons aux parents de ne donner à leurs enfants des haricots, sous n'importe quelle forme, qu'à partir de l'âge de cinq ans.

Homard. — Crustacé fort recherché, mais dont la digestion est difficile. Les malades de l'estomac feront bien de n'en manger qu'avec précaution.

Huîtres. — Les anciens aussi bien que les modernes regardaient l'huître comme un mets exquis et on sait l'énorme consommation qu'en faisaient les Romains.

L'huître est un aliment léger et un stimulant de l'estomac, propre à réparer les forces et facilement assimilable.

L'huître est en même temps un médicament de premier ordre, car elle contient de l'iode, du brome et du chlore. Aussi, on recommande l'usage des huîtres dans beaucoup de maladies, notamment dans les affections chroniques de l'estomac et des voies digestives, les dyspepsies, le scorbut, la chlorose, le lymphatisme.

Les huîtres cuites, frites dans la poêle sont, au contraire, très indigestes. La soupe aux huîtres est fort prisée en Amérique. Le bouillon d'huîtres peut être utile aux anémiques et aux jeunes chlorotiques.

Les huîtres constituent donc un aliment agréable, sain, de facile digestion, et cette digestibilité s'augmente encore sous l'influence d'acides faibles; c'est pourquoi on les assaisonne souvent de jus de citron ou d'une sauce faite avec du vinaigre, du poivre et des échalotes hachées. Comme cela se pratiquait déjà chez les Romains,

---

on les mange au commencement des repas pour exciter l'appétit.

Cependant, l'ingestion des huîtres peut quelquefois donner lieu à des coliques et à une purgation plus ou moins sérieuse, mais sans que ces accidents aient jamais la gravité de ceux que déterminent les moules.

Il faut se garder d'ouvrir les huîtres à l'avance et surtout de les détacher de la coquille inférieure, ce qui ne doit se faire qu'au moment de les manger.

Dans le cours de mai, juin, juillet, août, c'est-à-dire pendant la durée de ces mois sans r, on ne consomme généralement pas d'huîtres; elles sont alors maigres et peu savoureuses.

Pour être comestible, il faut que l'huître soit vivante, ce que l'on reconnaît aux mouvements de rétraction qu'on observe quand on la touche avec un couteau.

J

Jambon. — Cuisse ou épaule de porc ou de sanglier qui a été salée et ordinairement fumée pour être conservée. C'est un aliment stimulant, estimé, mais assez indigeste et ne convenant qu'aux estomacs robustes. Les propriétés irritantes sont tempérées avantageusement par les légumes doux, herbacés.

L

Lait. — Peu d'aliments ont une importance aussi grande dans l'alimentation; on a calculé que chaque habitant de Londres en consomme 40 litres par an, à Paris 60 litres environ. C'est un aliment complet, puisque l'homme peut vivre uniquement de lait additionné de pain. Le lait contient tous les principes nécessaires à la nutrition des différents éléments de notre organisme.

Facilement digéré par l'estomac et ne fatiguant pas l'organisme, le lait est fortement recommandé par les médecins dans une foule de cas : dans les maladies de l'estomac, du foie, des voies urinaires, du cœur, dans le diabète et l'albumine. Chacun sait que le lait occupe une grande place dans l'alimentation des fiévreux ; mais avant de forcer un malade à boire du lait, il faut se rendre compte de son tempérament, certaines natures ne pouvant le supporter, le lait leur donnant ou de la constipation ou de la diarrhée.

Pour faciliter la digestion du lait, on peut y ajouter soit de l'eau de chaux (12 cuillerées à soupe par litre de lait), soit de l'eau de Vichy (un verre par litre). Malheureusement, le lait de Paris n'a pas la même valeur nutritive, quand il n'est pas nuisible. Les vaches, enfermées dans de mauvaises étables, respirant un air empesté, nourries avec une alimentation spéciale qui augmente la quantité, mais diminue la qualité du lait, deviennent rapidement anémiques et tuberculeuses. La mortalité enfantine, si élevée dans les grandes villes, est due pour une bonne part à la mauvaise qualité du lait, que des commerçants peu scrupuleux ont encore soin d'écrémer et souvent d'additionner d'une eau non stérilisée, source de toutes les diarrhées infantiles.

Le moyen *le plus simple pour reconnaître si le lait est pur ou non* est de prendre une aiguille d'acier à tricoter qu'on frotte bien pour n'y laisser adhérer aucune matière grasse. On la plonge ensuite dans le lait et on la relève verticalement. Si le lait est pur, il en restera une goutte à la pointe. S'il n'en reste pas, il y a fort à parier que le lait a été allongé d'eau. Rappelons aux cultivateurs que le trèfle, les foins riches en labiées, l'anis, etc., donnent au lait un goût et un parfum agréables. L'absinthe, le genêt, les pousses de sureau, l'artichaut, le colza, les drèches, le tourteau, les pommes de terre germées, lui communiquent des saveurs déplaisantes, quelquefois amères.

Laits de chèvre, de brebis, d'ânesse, de jument. — Les laits de chèvre et de brebis sont plus crémeux, plus nourrissants que celui de la vache, mais ils sont aussi d'une digestion plus difficile et peu recommandés aux personnes malades de l'estomac.

Les laits d'ânesse et de jument se rapprochent singulièrement du lait de femme par leur composition et la nature de leur caséine.

Le lait d'ânesse (que sa rareté et son prix élevé met hors de la portée des petites bourses (6 francs le litre à Paris), convient admirablement aux nouveau-nés affaiblis.

Lait de femme. — Le meilleur lait pour le développement du nourrisson est celui de la femme, aussi partout avec raison encourage-t-on l'allaitement maternel. Une femme qui allaite sécrète du troisième au sixième mois de 1,000 à 1,300 grammes de lait par jour. Une nourriture abondante en albuminoïdes élève surtout les quantités de beurre et de sucre de lait ; une nourriture très grasse appauvrit le lait. Les nourrices doivent se rappeler que la plupart des principes médicamenteux qu'elles absorbent passent dans leur lait. Si la nourrice boit de l'alcool, elle le passera par le lait à son nourrisson. Si, pendant la nourriture, les règles réapparaissent, il ne faut point que la femme s'effraie; la secrétion seule est un peu diminuée, et, au moment des époques, le lait devient légèrement purgatif.

Laitue. — La laitue jouait dans l'alimentation des anciens un rôle considérable et dont l'origine remontait fort loin. C'est ainsi que les Hébreux faisaient figurer les laitues sauvages dans le repas pascal qu'elles constituaient avec les pains sans levain et l'agneau immaculé. L'amertume de ses feuilles leur rappelait symboliquement les tristesses de l'exil sur la terre d'Égypte.

La laitue était fort estimée chez les Grecs et chez les Romains; elle figurait dans tous les repas tantôt avant la série des mets à titre d'apéritive, tantôt venant la clore à titre de sédative et pour calmer l'estomac, brutalisé par les extravagances gastronomiques que l'on connait. Pline raconte qu'on éleva une statue au médecin Antonin Musa parce qu'il guérit avec la laitue l'empereur Auguste devenu hypochondriaque. On raconte aussi que l'empereur Dioclétien passait une bonne partie de son temps à cultiver des laitues; plût au ciel qu'il n'eût rien fait d'autre. En somme, on le voit, la laitue, pour aliment vulgaire qu'elle soit, a une histoire.

Les diverses laitues sont employées comme salades : leur usage est par conséquent passible des réserves à faire à propos de cette dernière catégorie de mets dans le régime des convalescents ou des valétudinaires. La laitue pommée constitue un mets d'une digestion très facile et d'un goût agréable. La laitue au jus de viande est un des meilleurs légumes qu'on puisse prescrire aux malades.

La laitue est également utile pour combattre la constipation des gens inactifs ou alités.

Les habitants de certaines parties du Midi, conservant une

vieille habitude des légions romaines, mangent chaque soir une salade de laitue pour avoir un sommeil calme.

Le *lactucarium* est le suc propre retiré par incision des tiges de plusieurs laitues. Ce suc a une action hypnotique réelle; il procure un sommeil calme, exempt de l'agitation intellectuelle que donne trop souvent l'opium. Il est de plus anaphrodisiaque, souverain dans l'insomnie avec érection chez les malades atteints de blennorragie.

On emploie aussi le sirop de lactucarium dans les affections inflammatoires de l'appareil respiratoire.

Langouste. — On fait une grande consommation de la langouste, dont la chair est très estimée comme aliment, bien que d'une digestion assez difficile. Les femelles chargées d'œufs sont particulièrement recherchées.

Lapin. — La chair du lapin domestique est nourrissante, facile à digérer, à condition que l'animal ne soit pas nourri exclusivement de feuilles de choux, comme à Paris, et qu'il ne vive pas dans une petite cage sale, privé de toute espèce de liberté.

Laurier. — Les baies et les feuilles de laurier ont une action stimulante et apéritive. C'est un condiment âcre et aromatique dont on fait un usage habituel dans nos cuisines, et qui peut, en effet, stimuler utilement l'estomac et combattre l'atonie (la paresse) de cet organe et la flatulence (gonflement) qui en est la suite. Les baies de laurier entrent dans la composition du baume de Fioraventi, employé, on le sait, contre le rhumatisme et les paralysies.

Si vous vous sentez faiblir, déprimé, mettez XX gouttes d'essence de laurier dans un verre d'eau.

Légumes. — On appelle légumes, des plantes ou parties de plantes diverses. On les distingue généralement en deux grandes classes : les légumes *herbacés* et les légumes *féculents*. Les premiers sont pour la plupart, de digestion facile, par exemple : la chicorée, les épinards, la laitue, les cardons; mais d'autres, parmi eux, sont lourds à l'estomac et exposent aux flatuosités, notamment le chou et le chou-fleur. Les seconds jouissent d'une plus grande propriété nutritive que les précédents, mais exigent un travail assez actif de digestion. Il faut manger des légumes, pour ne pas manger trop de viande dont l'abus engendre rapidement la goutte, l'obésité, les maladies de peau, etc.

Lentilles. — La lentille est un légume connu dès la plus haute antiquité : c'est un aliment précieux pour la classe ouvrière. Elle est très nourrissante, plus facile à digérer que le haricot et le pois. Comme elle contient une assez grande quantité de fer, les anémiques, les affaiblis feront bien de manger beaucoup de lentilles. Il est préférable de la manger en farine ou en purée, car la pellicule qui l'entoure est indigeste. La célèbre Revalescière est simplement composée avec de la farine de lentille.

Lièvre. — La chair du lièvre est savoureuse et excitante; c'est une viande noire; les lièvres qui vivent dans les plateaux montagneux, sur les coteaux où abondent les plantes aromatiques, ont une chair très supérieure à celle des lièvres habitant les plaines basses et marécageuses.

M

Macaroni. — On désigne sous ce nom une pâte alimentaire qui se présente sous la forme de tubes à parois épaisses. C'est le gruau de blé qui sert à fabriquer le macaroni. Il possède une grande valeur nutritive que l'on accroît encore par l'addition de bouillon, de graisse, de fromage.

Le macaroni qui forme la base de la nourriture italienne est un peu lourd; les enfants et les personnes faibles de l'estomac ne doivent pas en manger.

Maïs. — Le maïs est une plante qui appartient à la région de la vigne; il se plaît dans les plaines chaudes et dans les terres naturellement fraîches ou arrosées artificiellement. Pour les habitants de ces pays, il forme souvent la base de la nourriture. Il est aux pays du sud de l'Europe ce que la pomme de terre est aux régions plus froides et il a sur cette dernière d'être un aliment complet. Un kilogramme et demi de farine de maïs et un peu de fromage suffisent par jour au paysan lombard. Il y a dans le maïs quatre fois plus de substances grasses que dans le blé et c'est la présence de cette matière grasse qui fait du maïs un aliment complet et qui le rend si utile pour l'engraissement des animaux.

La farine de maïs s'emploie sous forme de potages au bouillon ou au lait. Elle sert également à préparer une bouillie épaisse *(gaude)*, une pâte bouillie *(polenta)*, une pâte cuite au four *(millas)*.

La farine de maïs est utilement employée pour les anémiques et les affaiblis.

Marron (Châtaigne). — Le marron constitue la base de l'alimentation des paysans de certaines provinces de la France, en particulier du plateau central. Les châtaignes ont une saveur sucrée très agréable et elles servent à faire des purées délicieuses, faciles à digérer.

Les anémiques, les personnes faibles de l'estomac feront bien de manger souvent soit de la purée de marrons, soit de la farine en bouillie.

Maté. — Le maté est un arbuste qui croît dans l'Amérique méridionale. Il est pris en infusion comme le thé et se consomme beaucoup dans l'Amérique du Sud.

Cette infusion exerce sur l'estomac une action irritante; prise avant le repas, elle émousse l'appétit et après les repas trouble la digestion. Le maté agit surtout sur le système nerveux qu'il surexcite, surtout les facultés intellectuelles, excitation plus forte que celle du café ou du thé.

Il augmente l'énergie des contractions du cœur.

Melon. — Le melon, comme aliment et sous le rapport de la salubrité, a ses prôneurs et ses détracteurs. En réalité, son degré de digestibilité diffère beaucoup suivant la qualité de sa chair, qui est très variable, et suivant les dispositions de l'estomac qui le reçoit. Un melon bien mûr, bien fondant, bien sucré, d'une odeur suave, doit être réputé digestible. Si, au contraire, sa chair crie sous le couteau et résiste à la dent, si sa saveur est peu sucrée, et surtout s'il a un goût âcre et résineux, il y a chance pour qu'il soit mal digéré.

Toutefois le melon convient peu aux individus débiles,

---

anémiques, aux convalescents, à ceux dont les fonctions gastriques languissantes ont besoin d'être stimulées.

Pour le rendre moins lourd à l'estomac, on le mange avec un peu de sel, de poivre ou de sucre.

Les personnes constipées, mais qui ont un bon estomac, peuvent en manger avec grand profit.

Menthe. — Plante très commune dans nos pays et qui pousse dans les prairies humides, sur le bord des rivières et des fleuves. Il en existe de nombreuses variétés, mais la plus employée, à cause de la richesse et de la finesse de son parfum, est la *menthe poivrée*, déjà connue chez les Grecs et les Romains.

La menthe possède au plus haut degré des propriétés toniques, stimulantes et antispasmodiques. Ses propriétés les plus énergiques sont dues à une huile essentielle qu'elle renferme et qu'on a comparée avec raison à l'éther.

Lorsque la menthe est donnée à l'intérieur (feuilles sèches de menthe en infusion, 10 grammes par litre d'eau), elle est stomachique, carminative, calme les douleurs gastro-intestinales.

Son infusion théiforme (une cuillerée à café de feuilles sèches écrasées pour une tasse à café remplie d'eau bouillante) prise avant les repas, à la manière des amers, éveille l'appétence pour les aliments.

Prise après les repas, une infusion de menthe rend la digestion plus facile et plus rapide : aussi tous les estomacs paresseux, lents à digérer et gonflés de gaz se trouveront-ils bien de prendre une infusion de menthe après leur repas.

La menthe est un des meilleurs remèdes contre les douleurs d'estomac.

Quelques gouttes d'essence de menthe poivrée sur du sucre modèrent presque toujours le hoquet et parfois le font cesser immédiatement.

Dans la cholérine et dans toutes les diarrhées, l'infusion de menthe poivrée, chaude, est la meilleure boisson à donner aux malades.

L'alcoolat de menthe mélangé à une pommade sert avec succès dans le traitement des douleurs rhumatismales chroniques.

L'essence de menthe calme les douleurs dentaires et fait partie de la plupart des dentifrices.

Miel. — Le miel est un aliment sain, digestif, nutritif et savoureux. Les principes aromatiques et les acides qu'il contient lui donnent cette saveur piquante qui excite les glandes salivaires à une abondante sécrétion. Ce flux de salive et ses acides s'unissent dans l'estomac aux acidités gastriques et favorisent singulièrement la digestion. Ses principes sucrés se consomment dans le foie et entrent dans le sang pour produire de la vie, de la force, de la chaleur, du bien-être.

Le sucre ne peut pas lui être comparé, parce qu'il doit subir une transformation spéciale pour passer dans le sang. Il doit être interverti en dextrose et en levulose, tandis que le miel pur, produit de la nature, contient la dextrine aussi bien que la levulose.

Une très petite quantité de sucre peut être intervertie dans l'estomac par l'acide muriatique ; le reste, après avoir fatigué inutilement l'appareil digestif, est évacué sans avoir servi. Aussi les malades, les petits enfants surtout, n'ayant souvent que très peu de cet acide dans l'estomac, ne peuvent pas supporter le sucre; de là des malaises à l'estomac ou aux intestins, renvois, flatuosités, aigreurs, etc.

Le miel, au contraire, pris même en grande quantité, est pour tous directement et facilement assimilable, et constitue un aliment important pour faciliter les digestions.

Le miel doit donc reconquérir sur le sucre la place que ce dernier a usurpée, et il le fera. Les familles qui sont arrivées à remplacer complètement le sucre par le miel dans les boissons, dans les pâtisseries, à tous les repas, savent avec quel plaisir il est accepté par l'estomac; elles voient les enfants mis au régime du miel se développer admirablement et échapper aux catarrhes intestinaux, à la dysenterie, etc. Les apiculteurs, d'autre part, savent maintenant considérablement augmenter la production et baisser insensiblement les prix. Bientôt l'usage du miel sera général, à la grande satisfaction de tous, des producteurs et des consommateurs, et ce ne sera pas un des moindres progrès de l'intelligente activité de notre époque.

Quelques cuillerées de miel chaque matin réchauffent les personnes âgées, à qui la chaleur naturelle commence à faire défaut.

Une cuillerée de miel en se couchant facilite la digestion et appelle le sommeil.

Après chaque repas, une croûte de pain couverte de beurre et de miel est le plus agréable des desserts et le plus efficace des digestifs.

Café au lait et café noir au miel, tartines au miel font les délices des gourmets les plus difficiles. Tout cordon bleu qui remplace le sucre par du miel est sûr d'avoir des félicitations.

Moelle. — C'est un des meilleurs remèdes pour combattre l'anémie et surtout l'anémie nerveuse (neurasthénie), à condition que les malades à traiter aient un bon estomac. Nous recommandons d'écraser chaque matin une cuillerée à soupe de moelle de veau crue mélangée à du beurre et de faire une tartine que l'on assaisonnera de quelques grains de sel.

Morille. — Toutes les morilles sont comestibles et d'un goût délicat. Aucune variété de morilles n'est vénéneuse.

Morue. — Poisson de mer, important sous le double rapport de l'alimentation et de la médecine. Les huiles de poissons sont consommées de temps immémorial dans les régions septentrionales des deux hémisphères, tant comme comestibles que comme médicaments. Depuis des siècles, les Solandais employaient et buvaient avec plaisir l'huile des morues qui abondent sur leurs côtes. L'empirisme populaire avait de longue date reconnu aux huiles de poissons des propriétés contre les douleurs névralgiques et rhumatismales, contre les maladies de langueur, mais les médecins n'en faisaient pas leur profit. Ce n'est qu'en 1852 que Bretonneau en répandit l'usage en France.

L'huile de foie de morue est difficile à digérer pour certains estomacs; l'anorexie (c'est-à-dire perte de l'appétit) survient au bout d'un trop long usage; parfois, au contraire, dans les premiers jours du traitement, on voit l'appétit augmenter sous l'influence de l'action tonique générale qui ranime les fonctions nutritives.

Du côté de l'intestin, est à recommander aux sujets anémiques, enclins à la constipation.

L'huile de foie de morue, comme tous les corps gras, est tout à la fois un aliment respiratoire et un aliment plastique. C'est par instinct physiologique que les habitants de l'extrême Nord recherchent et consomment les huiles de poissons; ils remplacent par elles les boissons fermentées qui leur manquent et puisent dans ces huiles une source de chaleur qui les aide à résister à leur température glaciale.

L'accroissement du poids des malades soumis à l'huile de foie de morue est un signe de l'utilité du médicament, mais lorsqu'elle n'engraisse pas, elle ne produit guère par ailleurs d'effets favorables.

Cette huile est donc]un intermédiaire entre les comestibles et les médicaments. Comme médicament, elle est surtout utile contre le rachitisme, la scrofule, la tuberculose et généralement contre toutes les débilités organiques. Dans toutes les maladies osseuses, sous l'administration de cette huile, l'os se nourrit et, par suite, se reconstruit, non par elle, mais sous l'impulsion d'une action restauratrice de l'état général.

On la donne avec grand profit à tous les tuberculeux, car, en excitant la vitalité du poumon, elle lui donne la force pour résister à l'envahissement du bacille. Elle est le tonique par excellence des jeunes sujets. On la voit, en effet, les relever, les soutenir merveilleusement dans les épreuves d'une dentition difficile, d'une croissance trop rapide.

A quelle sorte d'huile de foie de morue faut-il donner la préférence?

Les huiles foncées, considérées bien à tort comme ayant le plus de propriétés thérapeutiques, mal digérées, doivent être repoussées.

Les couleurs claires ou peu foncées, ambrées, blondes, correspondent aux meilleures qualités d'huile de foie de morue; l'huile ambrée est la meilleure; se défier de l'huile blanche qui a été par trop travaillée.

L'une des principales causes du dégoût qu'inspire l'huile de foie de morue et de son intolérance au début du traitement est la quantité exagérée qui en est prescrite par certains médecins. Il est bon d'habituer les sujets peu à peu. La mesure ordinaire est la cuiller à bouche : c'est trop pour commencer, surtout chez les enfants. La cuiller à café suffit au début; lorsque la répugnance est vaincue, lorsque la tolérance stomacale est assurée, on élève graduellement cette dose jusqu'à une à deux cuillerées. Il ne faut pas dépasser quatre cuillerées par jour.

Il est également d'usage, et avec raison, de donner l'huile au commencement des repas. Rien n'est plus logique. D'abord, les premières bouchées alimentaires entraînent les dernières parcelles de l'huile; ensuite, l'huile, mélangée dans l'estomac avec les aliments, se digère, s'assimile mieux et provoque moins de renvois. On pourra la donner avant le café du matin.

Pour avaler l'huile avec plus de facilité, le moyen le plus simple est de se pincer le nez en buvant l'huile et prendre aussitôt après une pastille de menthe.

Enfin, chez ceux qui sont tout à fait réfractaires, et auxquels il est impossible de faire accepter et tolérer l'huile à aucun moment de la journée, nous conseillons de la leur donner à l'heure du coucher. Le sommeil intervenant, la digestion de l'huile s'opère pendant la nuit, facilitée par le décubitus horizontal et l'immobilité.

Le traitement ne doit pas se faire sans interruption. Dès qu'il amène la perte de l'appétit, il cesse de nourrir et l'indication est de le suspendre. On le reprend une dizaine de jours après.

Pendant l'été, l'estomac est enclin à languir et à montrer peu d'appétence pour les aliments; il est donc préférable de cesser de prendre de l'huile de foie de morue.

Moules. — Les moules, dont l'emploi comme aliment remonte à une très haute antiquité, sont d'une digestion assez difficile, surtout quand la cuisson les a durcies; elles ne conviennent qu'aux estomacs vigoureux et riches en suc gastrique.

L'usage alimentaire des moules amène quelquefois des accidents plus ou moins sérieux. Quatre ou cinq heures après l'ingestion, surviennent du malaise, de l'anxiété épigastrique, de la soif, de l'oppression; puis des vomissements, de la diarrhée, des syncopes. Un sentiment de froid se répand dans tout le corps, surtout aux extrémités; il y a des frissons. De plus, il se joint à cela une vive démangeaison à la peau avec accompagnement d'*urticaire*, petites taches d'un rouge sombre, sans élevure, irrégulièrement arrondies.

Donner un vomitif si les accidents sont récents; un laxatif s'ils datent de plusieurs jours. Faire boire ensuite des boissons acidulées : l'eau vinaigrée jouit à cet égard d'une vieille réputation.

Moutarde. — Les bonnes moutardes de table sont faites les unes avec la fleur de moutarde noire, les autres avec la graine de moutarde blanche. Les premières sont plus piquantes; les secondes sont plus douces et conviennent aux personnes dont l'estomac est irritable.

L'usage de la moutarde offre plus d'avantages que d'inconvénients. En effet, c'est un assaisonnement de nos mets, qui relève la fadeur des uns, et facilite la digestion des autres. Sa principale propriété paraît être d'exciter à la surface du tube digestif la sécrétion de sucs destinés à la dissolution des aliments. Elle accompagnera les viandes difficiles à digérer, les charcuteries, les viandes salées et fumées, le homard, etc. La moutarde a également une influence pour les selles, aussi tous les constipés doivent user largement de moutarde à leurs repas. Ce condiment convient dans tous les cas d'anorexie (manque d'appétit), de langueur, de paresse des fonctions digestives; il éveille l'appétit et l'entretient pendant les repas; il agit comme stomachique pendant la digestion. C'est un bon moyen pour rendre de l'appétence aux convalescents.

Mouton. — La viande de mouton est la plus estimée des viandes de boucherie après le bœuf; elle est moins nutritive, mais plus savoureuse et de digestion plus facile. On rencontre rarement dans la viande de mouton (comme dans celle du cheval également) les œufs du tænia. Aussi les malades auxquels on prescrit de la viande crue hachée feront-ils bien de prendre celle du mouton.

N

Navet. — La racine du navet est fort employée comme aliment. Assez fortement sucrée, elle est assez nutritive et plus digestible qu'on le croit généralement, à la condition pourtant d'être bien cuite, car sa fibre est dure. Mélangé aux autres légumes, il donne un excellent goût au bouillon.

Une pratique assez usuelle à la campagne est de creuser dans un navet (comme on fait aussi dans le radis noir) une cavité qu'on remplit de sucre, et l'on donne aux enfants qui toussent quatre cuillerées à café par jour de ce sirop qui passe à travers le navet mélangé à une infusion de fleurs pectorales.

Noisette. — Fruit fort répandu dans les régions tempérées; les noisettes fraîches sont très nourrissantes et ont un goût exquis, mais elles sont indigestes; il en est de même des noisettes sèches, fort mal supportées par les estomacs délicats.

L'huile de noisette peut remplacer l'huile d'amandes douces. On dit que l'huile de noisette fait repousser les cheveux.

Noix. — Le noyer est un des plus beaux de nos arbres; les feuilles qui sont d'un beau vert ont une odeur forte, aromatique, mais il est absurde de dire qu'il est dangereux de s'endormir à leur ombre, ou que leur ombrage donne la fièvre.

Les femmes emploient la feuille du noyer pour combattre les fleurs blanches et non sans succès.

Les noix fraîches ou sèches sont difficiles à digérer, à cause de la matière grasse, huileuse qu'elles contiennent.

On fait avec le brou de noix une excellente liqueur tonique et digestive qui, prise en petite quantité, après le repas, favorise la digestion.

On fait également l'huile de noix qui remplace l'huile d'olive, mais qui rancit fort rapidement.

O

Œufs. — Comme le lait et, à beaucoup d'égards, comme le raisin, l'œuf a une grande puissance alimentaire, parce qu'il offre à l'action digestive, sous une forme simple, des matières albuminoïdes, des matières grasses, du sucre et des sels semblables à ceux qui entrent dans la composition du sang. L'albumine y est presque en aussi grande proportion et les matières grasses en proportion plus élevée que dans la chair musculaire du bœuf.

L'œuf est donc un aliment complet. Si l'on veut conserver à l'œuf toute sa digestibilité, il importe de le manger cru, légèrement chauffé au bain-marie *(à la coque)*. En cet état, le blanc et le jaune sont rapidement attaqués par le suc gastrique. C'est, avec le lait, l'aliment des convalescents, de ceux surtout qui relèvent d'une affection gastro-intestinale aiguë.

Il convient en général, si l'on veut manger les œufs *sur le plat* ou en omelette, de ne pas laisser durcir la partie albumineuse. Une bonne préparation culinaire est celle des *œufs brouillés peu cuits*, parce que l'albumine, y restant très divisée, offre plus de prise à l'action du suc digestif.

Quand on veut conserver des œufs pendant quelque temps, on peut se contenter de les enfouir dans du blé, de l'avoine, des cendres, du son mêlé de sel gris, ou de les disposer sur des lits de paille, la pointe en bas, ou encore, aussitôt après la ponte, de les plonger pendant quelques secondes dans l'eau bouillante. Pour une conservation plus durable, on les tient plongés dans de l'eau de chaux étendue et additionnée de crème de tartre.

La coquille d'œuf écrasée, réduite en poudre, remplacée aujourd'hui par le carbonate de chaux, prise à la dose de deux grammes avant le repas, rend des services réels dans les cas de gastralgie.

Le blanc d'œuf peut servir à une excellente préparation contre la diarrhée. Pour cela, on bat quatre blancs d'œufs dans un litre d'eau versée lentement, on enlève la mousse formée, on ajoute du sucre ou du sirop (si l'eau n'a pas été sucrée préalablement), de l'eau distillée de fleurs d'oranger, une douzaine de gouttes de laudanum de Sydenham. A prendre par petites tasses, tièdies au bain-marie.

Le jaune d'œuf est la partie la plus nourrissante de l'œuf et aussi la plus facile à digérer. On le donnera donc aux enfants, aux convalescents, aux malades de l'estomac surtout, délayé dans du lait ou du bouillon.

C'est surtout dans le jaune que se rencontre la *lécithine*, substance grasse et phosphorée qui sert surtout pour le développement de nos tissus osseux et nerveux et qui augmente la puissance nerveuse et génitale.

Le *sirop d'œufs*, facilement digestible, est ordonné aux sujets affaiblis par une longue maladie ; il se prépare en additionnant de sucre et d'un peu de sel une émulsion d'œufs, blanc et jaune; on aromatise avec l'eau de fleurs d'oranger. La dissolution se fait à froid, en agitant de temps en temps. Cette préparation se rapproche du *lait de poule*, remède populaire contre les rhumes et maux de gorge, que l'on prépare en délayant dans l'eau chaude un jaune d'œuf et en additionnant de sucre et d'eau de fleurs d'oranger.

Pour déterminer l'âge d'un œuf, on fait dissoudre 125 grammes de sel de cuisine dans un litre d'eau pure, et lorsque la solution est complète, on y plonge l'œuf dont on veut connaître l'âge; si l'œuf est du jour, il se précipite au fond du vase; s'il est de la veille, il n'en atteint pas le fond; s'il a trois jours, il flotte dans le liquide; s'il a plus de cinq jours, il vient à la surface, et la coque ressort d'autant plus que l'œuf est plus âgé.

Oie. — L'oie, au point de vue alimentaire, a longtemps occupé le premier rang parmi les oiseaux de basse-cour. Elle est aujourd'hui moins prisée que le dindon, dont la chair est plus délicate et plus savoureuse.

La chair de l'oie domestique est assez tendre lorsque l'animal est jeune; mais elle est noire, fibreuse, difficile à digérer à cause de l'abondance de graisse qu'elle renferme.

C'est en engraissant l'oie qu'on obtient un foie gras, avec lequel on confectionne le pâté si renommé.

Le pâté de foie gras ne peut convenir qu'aux estomacs robustes.

Oignon. — L'oignon est très fréquemment employé dans la préparation de nos aliments; il entre dans la confection d'une soupe, d'une purée, de certaines sauces, d'omelettes; on l'associe également aux viandes, en le faisant cuire avec elles; on le confit dans du vinaigre soit seul, soit mélangé à des cornichons; coupé en minces rondelles, il sert aussi quelquefois à assaisonner des salades. Certaines personnes le mangent cru, ce qui rend l'haleine fétide et provoque des renvois fort incommodes, car il est très indigeste. Pour donner au pot au feu une couleur et un fumet plus appétissants, on se sert d'une préparation d'oignons, appelés oignons brûlés.

Des oignons crus, écrasés, en forme de cataplasmes appliqués sur le bas-ventre, excitent la sécrétion urinaire. Le vin d'oignon, qu'on prépare en faisant macérer deux oignons dans un litre de vin blanc, passe pour guérir l'albumine. En prendre un verre à bordeaux le matin à jeun.

Olive. — Les olives, à l'état de nature, cueillies vertes (en juin ou juillet), ne sont guère mangeables à cause de leur âpreté; mais après avoir été macérées dans une lessive alcaline et conservées dans la saumure avec divers aromates, elles acquièrent un goût agréable et peuvent être servies comme condiment, au début des repas, pour exciter l'appétit.

L'huile d'olive est couramment employée dans les régions méridionales; elle est plus digestible que la graisse, et moins que le beurre.

L'huile d'olive a des propriétés émollientes remarquables; on l'emploie dans les lavements. Souvent nous avons guéri des constipations opiniâtres en faisant prendre aux constipés une cuillerée à soupe d'huile d'olive le matin à jeun.

On préconise également l'absorption d'huile d'olive dans les crises hépatiques; en augmentant la sécrétion biliaire, elle aide à l'expulsion des calculs.

Orange. — L'oranger est un des arbres fruitiers les plus précieux, car toutes ses parties sont utilisées. Le bois, assez dur, susceptible d'un beau poli, est employé pour les ouvrages de tour et de tabletterie. Les feuilles vertes, cueillies sur l'arbre *pendant la végétation* et desséchées au soleil, servent à faire des infusions sédatives qui portent au sommeil. La décoction concentrée de feuilles sèches est utile contre les accidents nerveux, tels que hoquet, toux convulsive, palpitations.

Une infusion chaude de feuilles d'oranger, après le repas, facilite la digestion. Immédiatement prise après l'huile de foie de morue, cette infusion permet à certains estomacs délicats de supporter cette huile.

Avec la fleur desséchée, on prépare l'eau de fleurs d'oranger.

Les préparations d'écorce sont toniques, stimulantes, carminatives.

On fait une grande consommation d'oranges douces dans les

pays méridionaux, où la grande chaleur dispose au dégoût des aliments et à une langueur générale ; on en fait entre les repas (cure d'oranges dans l'inappétence, les embarras gastriques, l'obésité) et aux repas même une grande consommation : elles calment la soif, elles éveillent l'appétit et facilitent la digestion. Dans le Nord même, certaines personnes mangent dans ce but et avec succès une orange à la fin de chaque repas : c'est d'ailleurs une pratique ordonnée par quelques médecins.

Dans la cuisine, on fait des salades d'orange, des beignets d'orange, de l'orangeade, des confitures d'orange et du *ratafia de fleurs d'oranger*, dont nous donnerons la recette : on laisse en contact pendant vingt-quatre heures 30 grammes de pétales de fleurs d'oranger et un litre de bon alcool à 36°. On passe, on mélange avec un litre d'eau de fleurs d'oranger et un litre de sirop simple, on agite soigneusement le mélange et on filtre. On a ainsi une liqueur un peu amère, mais très agréable et très tonique, qu'on conserve dans des bouteilles rincées à l'avance et bien séchées.

Orge. — C'est à la bière que cette céréale doit son importance. A part cet usage, on emploie la farine d'orge, qui est toujours grossière et qui renferme toujours des débris nombreux des enveloppes de la graine.

Oseille. — L'oseille entre dans la préparation de soupes, dites soupes vertes ; mélangée aux épinards, elle en relève la fadeur, mais on la mange le plus généralement en purée.

C'est un aliment de faible valeur nutritive ; il ne sert qu'à exciter les fonctions digestives. L'oseille irrite l'estomac de ceux qui digèrent mal ; elle agace les dents, provoque la toux et la salivation, et favorise les crachements de sang et la production de graviers. Donc, les enfants, les malades de l'estomac, les tuberculeux, les asthmatiques et les malades des voies urinaires devront s'abstenir de manger de l'oseille. On s'en sert pour faciliter l'action des purgatifs et elle entre à ce titre dans le *classique bouillon d'herbes*, ou *bouillon aux herbes*, selon l'expression populaire. On attribue à l'oseille des propriétés fébrifuges ; on dit également que des cataplasmes de feuilles d'oseille appliqués sur les tumeurs scrofuleuses exercent une action stimulante très avantageuse.

P

Pain. — Le pain, la viande et le vin représentent par excellence les aliments de l'homme civilisé, mais dans cette liste le pain occupe le premier rang, en raison de la facilité relative avec laquelle on se le procure, et de sa composition chimique qui révèle en lui un aliment complet, susceptible à lui seul, de soutenir pendant longtemps l'existence. Cependant, il faut reconnaître qu'à lui seul, il finirait par devenir insuffisant, car, en ne mangeant que du pain, l'homme perd chaque jour quelques grammes d'azote. Avec le pain, il est nécessaire d'ajouter quelques substances grasses et albuminoïdes que nous trouvons dans le lait, les œufs, le fromage. Aussi les parents doivent-ils insister pour que leurs enfants mangent du pain avec tous leurs plats.

La croûte est plus nourrissante et plus digestible que la mie.

Quelques personnes ne peuvent pas digérer le pain frais, mais la majorité des consommateurs le préfèrent. Il passe pour être moins économique, aussi dans certains établissements a-t-on le soin de ne distribuer que du pain rassis. L'économie n'est en réalité qu'apparente.

Dans les campagnes, le pain est en général grossier. Comme on ne cuit que tous les huit ou douze jours, on a l'habitude d'ajouter à la farine un huitième de farine de seigle, ce qui le rend plus facile à garder, et moins désagréable quand il est rassis.

Il y a différentes espèces de pain : le *pain blanc*, le plus facile à digérer.

Le *pain complet*, préparé avec tous les produits de la mouture, plus nutritif que le précédent, mais d'une digestion plus difficile.

Le *pain de seigle*, savoureux et rafraîchissant, mais également difficile à digérer.

Le *pain de blé noir* ou *sarrasin*, fort lourd à l'estomac.

Qualités d'un bon pain : il doit être levé, léger, avoir de grands yeux, une odeur agréable, une croûte sonore, jaunâtre, une mie élastique.

Il faut bien mâcher le pain.

Pâtes alimentaires. — Ce nom sert à désigner les différents produits (macaroni, vermicelle, pâtes d'Italie) que l'on fabrique avec la farine de blé; toutes sont fort nutritives, à condition qu'elles soient faites avec de bonnes farines et qu'elles ne soient pas trop vieilles.

Pâtisseries (brioches, galettes, etc.). — Les pâtisseries sucrées ne doivent pas être prises entre les repas, les gâteaux secs sont préférables. Les pâtisseries grasses doivent avoir une pâte très levée. On emploie le savon pour rendre les pâtisseries fondantes. Règle générale, éviter les pâtisseries, car elles sont souvent altérées, mal faites ou faites avec des produits avariés.

Pêche. — La pêche est un fruit fin et délicat qui constitue un dessert superbe et appétissant. La pêche se mange en nature, soit avec un peu de sucre et de vin, ou bien en compote. On a dit à tort que la pêche est indigeste, elle n'affecte en réalité l'estomac qu'autant qu'on en abuse. Elle n'est guère susceptible que d'un seul reproche, celui de relâcher parfois l'intestin. Et ce n'est pas un mal chez tant de sujets constipés.

On peut recommander ce fruit aux goutteux, aux arthritiques en général, aux bilieux, aux diabétiques qui n'ont plus beaucoup de sucre dans l'urine, parce qu'il n'est pas très sucré par lui-même.

En Amérique, on fait un vin et une eau-de-vie de pêche. On peut faire soi-même cette eau-de-vie en mettant 25 grammes d'amandes écrasées à infuser pendant un mois dans un litre de bonne eau-de-vie.

Perdrix. — La perdrix peut se manger *rôtie*, elle est alors très digestible ; aux *choux*, elle est indigeste et ne convient qu'aux estomacs robustes.

Persil. — Le persil est une plante que l'on rencontre dans tous les jardins potagers et qui croît également à l'état sauvage. Les lapins aiment beaucoup le persil, il communique un excellent parfum à leur chair; mais les poules qui mangent du persil, absorbent un poison qui les tue.

On met du persil dans nos bouillons, nos salades, etc., auxquels il communique sa saveur aromatique, excite en même temps l'appétit et favorise la digestion.

Le persil contient l'*apiol* qu'on donne aux femmes pour régulariser leurs règles.

Ses feuilles, écrasées, ont été recommandées comme résolutives en cataplasmes sur les plaies et les ecchymoses : de là, le nom de vulnéraire du pauvre qui lui a été donné.

Le suc du persil, appliqué sur les parties malades, fait disparaître les dartres et neutralise le venin des piqûres d'insectes : abeilles, guêpes, frelons.

Un docteur raconte qu'il n'existe pas de remèdes plus efficace pour détruire les poux chez les enfants qu'une lotion faite avec du vinaigre dans lequel on a mis à infuser pendant 48 heures des graines sèches de persil. Il faut 100 grammes de graines pour 700 grammes de vinaigre blanc. Ce remède réussit là où tous les lavages au sublimé n'avaient eu aucune efficacité.

Le persil fait partie des cinq racines du bouillon aux herbes.

Il ne faut pas le confondre avec la ciguë, qui n'a pas d'odeur.

Le persil diminue la sécrétion du lait.

Pigeon. — La viande du pigeon est nourrissante, mais indigeste et constipante, elle est moins avantageuse que celle du poulet. Le pigeon sauvage est indigeste.

Pissenlit. — On mange, au printemps, les feuilles et les jeunes pousses du pissenlit en salade ou cuites à la façon des épinards et de la chicorée ordinaire. Sa saveur un peu amère est appréciée par certaines personnes; malgré tout ce n'est pas un légume délicat. Mais il n'est pas indigeste et convient aux bilieux et aux sujets habituellement constipés, car il possède de grandes vertus rafraîchissantes.

Le pissenlit occupait une place importante dans l'ancienne médecine; on le disait tonique, diurétique, apéritif et surtout cholagogue (évacuateur de la bile). En Angleterre, encore aujourd'hui il est très employé dans les affections gastro-intestinales et hépatiques. Le suc du pissenlit mélangé au suc du cresson, et dont on prend deux cuillerées à soupe le matin à jeun, est efficace dans l'hydropisie.

Poire. — La poire est un aliment sain et agréable, se mangeant crue, cuite, confite, en compote ou en confitures.

On en fait aussi une boisson très recherchée, le *poiré*, et une *eau-de-vie*.

D'une façon générale, on distingue les poires de table, les poires à cuire, les poires à cidre.

Les poires cuites peuvent être mangées par les malades et les convalescents; crues, elles sont plus indigestes.

Poireau. — Le poireau est essentiellement diurétique (qui fait uriner).

Pour faire fondre et réduire les tumeurs, on prend le blanc d'un gros poireau qu'on enveloppe d'un papier mouillé et qu'on fait cuire sous les cendres pendant quinze ou vingt minutes; puis il est écrasé et mélangé avec un morceau de graisse de porc. Ce mélange est appliqué en forme de cataplasme sur la tumeur et doit être renouvelé toutes les sept heures.

Poisson. — Le poisson est un aliment agréable, d'autant plus facile à digérer que la chair est moins visqueuse, mais il n'est pas aussi nourrissant que la viande, parce qu'étant plus léger en poids sous le même volume, il renferme moins de matières nutritives.

Certains peuples, en raison de leur situation géographique, se nourrissent presque exclusivement de chair de poisson et en fument même leurs terres : ils sont moins énergiques, sont plus pâles que ceux alimentés de viandes, mais vivent, dit-on, plus longtemps.

Les poissons maigres sont plus faciles à digérer que les poissons gras, tels que l'anguille, le maquereau, la sardine, l'alose, le hareng frais). Les personnes atteintes d'urticaire, de maladies de peau, feront bien de ne pas manger de poissons. Les gastralgiques, les dyspeptiques éviteront les poissons gras et les poissons fumés.

Le poisson s'altère vite et facilement; il faut le manger frais et très cuit, car il contient quelquefois des œufs de tœnia et de trichine.

La laitance des poissons mâles est nourrissante, digestive, aphrodisiaque (excitant sexuel).

Les œufs des poissons femelles sont très nourrissants.

On dit que les œufs du brochet et du barbeau sont vénéneux.

Poivre. — Le poivre est employé dans la consommation sous les noms de poivre blanc, poivre noir, poivre long ou piment. Le poivre facilite la digestion, mais ne convient pas aux tempéraments bilieux et aux estomacs délicats : il est bon surtout de l'ajouter aux préparations de viandes de porc. Il doit toujours être fraîchement moulu. En applications prolongées sur la peau, le poivre peut produire la rubéfaction et même la vésication. Chacun connaît la saveur âcre du poivre, l'irritation des muqueuses qu'il provoque et son action sur les glandes salivaires, qu'il stimule et dont il augmente la sécrétion. Il exerce une semblable action sur les glandes gastro-intestinales. Après son ingestion, on éprouve une sensation de chaleur épigastrique; l'appétit et le pouvoir digestif augmentent. Il excite également les fibres musculaires des tuniques intestinales et, par conséquent, favorise la digestion des aliments.

On peut employer ces propriétés, en donnant du poivre dans les cas d'atonie intestinale, pour stimuler les estomacs paresseux. Il facilite la digestion des aliments aqueux et amylacés (qui contient de l'amidon).

Il passe encore pour être diurétique et possède la réputation populaire de guérir les blennorragies. On le vante beaucoup en Angleterre pour la guérison des hémorroïdes (on faisait un mélange par parties égales de sucre, de miel, de poudre de poivre, de semences de fenouil et de réglisse, et, chaque jour, l'hémorroïdaire prenait trois doses de 8 grammes de cette préparation).

Il a enfin la réputation populaire de détruire les poux chez les enfants.

Pomme. — Les pommes jouent un grand rôle dans l'alimentation. Le nombre considérable de variétés qu'elles présentent, leurs époques diverses de maturité, la facilité de leur conservation permettent d'en avoir toute l'année. Elles sont une ressource pour les classes populaires, et bien que moins estimées que les poires, elles figurent souvent sur les tables aristocratiques. On en fait des compotes, des marmelades, des confitures diverses, des beignets, etc., etc.

Les pommes douces sont laxatives; les pommes âcres sont astringentes.

La *reinette* est à peu près la seule employée en médecine; on en fait un sirop simple qui est rafraîchissant et laxatif. On en prépare aussi des limonades calmantes et rafraîchissantes. On a préconisé les pommes contre les fièvres ardentes, la mélancolie. On fait avec la pomme des tisanes calmantes et adoucissantes. On en préparait autrefois des marmelades épaisses, auxquelles on incorporait des substances aromatiques et médicinales; de là l'origine des pommades, dont le nom s'est conservé, bien que la pomme n'entre plus dans leur composition.

On sait enfin que ce fruit sert à faire du cidre et, avec le marc, de l'eau-de-vie de cidre ou calvados.

Pomme de terre. — L'introduction de la pomme de terre dans l'alimentation humaine a produit sur la terre une immense révolution économique. Les famines, qui désolaient périodiquement le globe, sont devenues beaucoup plus rares, depuis que la culture de la pomme de terre s'est étendue sur une grande partie de sa surface. L'histoire de la pomme de terre forme donc un chapitre très intéressant de l'histoire de l'humanité. On attribue faussement à Parmentier l'honneur de l'introduction de la pomme de terre en France. En réalité, la pomme de terre était connue bien avant lui, mais il a eu le grand mérite d'en propager l'usage.

Le préjugé contre la pomme de terre une fois détruit, son utilité devint tout à coup si évidente que sa culture prit brusquement une prodigieuse extension. Parmentier ne pouvait suffire aux demandes de graines et de tubercules. La passion avec laquelle on se livra en France à la nouvelle culture ressemblait à une véritable fureur. Et Parmentier put donner un repas dont le menu fourni par la seule pomme de terre fut trouvé incomparable.

Longtemps cultivée uniquement pour servir à l'alimentation, la pomme de terre a reçu aujourd'hui divers emplois industriels. La pomme de terre est très digestible, et si, à elle seule, elle ne constitue pas une excellente nourriture, elle est parfaite pour fournir l'appoint que la science déclare nécessaire à la consommation de la viande. Les Anglais, gens pratiques, ont tout à fait raison quand ils composent le menu ordinaire de viande rôtie accompagnée de pommes de terre.

On connait une foule de manières d'apprêter les pommes de terre. L'une des plus simples et des meilleures consiste à les faire cuire sous la cendre ou dans le four. On obtient ainsi un aliment très sain et très agréable, auquel il suffit d'ajouter un peu de sel.

Une chose à observer, quelle que soit la préparation qu'on fait subir aux pommes de terre, c'est qu'on ne doit jamais les laisser refroidir, sans quoi elles prennent un abominable goût de relent.

Il ne faut pas imiter les gens qui introduisent des tranches de pommes de terre dans leurs omelettes. Règle générale : la pomme de terre et l'œuf sont ennemis comme l'eau et le feu.

Une bonne préparation serait la pomme de terre frite, si, à Paris, l'on n'employait trop souvent des graisses de basse qualité.

Il ne faut manger que des pommes de terre bien mûres, car on a noté des cas d'empoisonnement par des pommes de terre nouvelles, cueillies trop hâtivement.

Donner des pommes de terre aux oiseaux de basse-cour, c'est favoriser la ponte des œufs; du reste, la volaille en est très friande.

La pomme de terre sert à faire des alcools de mauvaise qualité, et le gin, cette épouvantable boisson des Anglais, n'est que de l'alcool de pomme de terre étendu d'eau.

Porc. — La viande de porc joue un grand rôle dans l'alimentation, surtout dans celle des petits ménages, dont bon nombre, dans les campagnes, font chaque année tuer un cochon pour leur usage particulier. On la mange fraîche, salée, fumée et telle que nous la livre la charcuterie.

Pour être bon, le porc ne doit être ni trop jeune ni trop vieux (huit mois à un an). Toutes les parties de cet animal sont utilisées : le sang sert à faire le boudin; les intestins, les andouilles et les andouillettes; la tête, le fromage de cochon et le fromage d'Italie; la cervelle se mange frite; les oreilles forment un excellent petit salé; la langue est également très appréciée; les poumons et le cœur sont transformés en saucisses; le foie et l'estomac entrent dans la préparation des pâtés et hachis; le groin et la queue sont recherchés des gourmets; la peau, sous forme de couenne, raclée et nettoyée, est utilisée en gelée ou cuite avec des légumes; les os, par une cuisson prolongée fournissent une gelée dont se servent souvent les charcutiers.

Quant aux pieds, on les prépare aux truffes; c'est un mets estimé, mais peu digeste. Le filet, les côtelettes, l'échine se mangent généralement rôtis.

Le lard, formé par le tissu adipeux accumulé sous la peau en couches plus ou moins épaisses, constitue une précieuse ressource pour les habitants des campagnes. Il entre dans la plupart des préparations culinaires et forme un fond de cuisson pour beaucoup d'aliments. Le maigre de jambon est bien supporté par l'estomac.

Poule. — La chair de la poule, et surtout celle du poulet, est universellement connue et au-dessus de tout éloge. La chair fine, blanche et délicate convient aux estomacs les plus faibles.

Prune. — La prune est peut-être le fruit qui trouve le plus d'emplois dans les usages domestiques. On la mange crue; on en fait des confitures, des tartes, des marmelades, des conserves, de l'eau-de-vie.

La prune séchée au four est appelée pruneau. Sous cette forme, elle est donnée avec succès aux convalescents, aux dyspeptiques, aux constipés. Le pruneau a en effet une grande valeur laxative, qu'on augmente encore en faisant infuser dans son jus, pendant cinq minutes, un gramme de feuilles de séné.

R

Radis. — On sait assez l'emploi qu'on fait du radis et de la rave dans l'alimentation. Le radis blanc, le radis rose, sont d'une digestion facile, à la condition d'être tendres. La saveur légèrement piquante dont ils sont doués excite l'appétit et stimule l'action digestive. Mais le radis noir, à chair dure, compacte, est indigeste ; il faut, quand on en fait usage, le soumettre à une longue mastication. Il ne convient pas aux estomacs irrités ou enflammés. Ce radis n'est bien supporté que par les enfants ou les personnes dont les fonctions gastriques sont demeurées intactes.

Dans la médecine populaire, les radis, surtout le noir, sont employés contre le rhume. On en fait une décoction, ou bien on en mêle la chair avec du sucre, et il en reste une sorte de sirop qu'on prend par petites cuillerées. On conseille aussi de plonger les parties atteintes d'engelures dans une décoction de radis, additionnée d'un peu de vinaigre.

Raifort. — C'est à titre de stimulant qu'il est employé; on s'en sert en Allemagne comme d'un condiment semblable à la moutarde.

Raisin. — Tout le monde connaît les usages du raisin et les produits qu'il fournit à la vie domestique ; il donne le vin, le vinaigre, l'alcool et le tartre ; en outre, frais, conservé et séché, il sert d'aliment à l'homme. Les qualités recherchées pour la table sont tout à fait opposées à celles que doit avoir le raisin dont on veut tirer du bon vin. En effet, le meilleur raisin à manger, le chasselas de Fontainebleau, ne produit que du vin détestable.

Si l'on désire manger le raisin dans la vigne, il faut le cueillir bien mûr ; mais le raisin cueilli la veille est meilleur que celui que l'on mange au pied de la vigne, parce qu'il a perdu un peu de la surabondance de son eau de végétation, et que le sucre s'y est développé. C'est pendant la plus grande chaleur du jour qu'il faut cueillir le raisin destiné à être mangé le lendemain.

En médecine, depuis longtemps déjà, se pratique la *cure de raisin*, expérimentée à l'étranger beaucoup plus qu'en France, qui est le pays du raisin par excellence. On n'emploie pas indifféremment les diverses variétés de raisin ; on le choisira suivant la cure que l'on désirera obtenir. Ainsi le raisin d'une vigne, quelle que soit son espèce, dont les racines sont dans un sol argileux et dans un pays froid et humide, est aqueux, peu sucré et sensiblement acide. Le raisin d'une telle provenance est laxatif, purgatif.

Ce sera l'effet diamétralement opposé que donnera l'ingestion du raisin provenant d'un terrain ferrugineux, surtout si sa couleur est presque noire. Aussi par son usage obtient-on un renouvellement des forces accompagné d'une constipation qui n'était pas habituelle. Les raisins mûris dans un sol balsatique, granitique et surtout volcanique sont diurétiques, mais toujours excitants ; ceux qui viennent dans une terre fraîche sont peu aromatiques et, en général, sont dépressifs.

Voici comment se fait la cure de raisin : les malades qui peuvent marcher se rendent à la vigne dès le matin avant que le soleil ait fait disparaître l'humidité qui recouvre les graines, au moment où ils ont toute leur fleur.

Là ils doivent commencer leur traitement par une quantité de raisin qui varie au début de 500 grammes à 1 kilogramme. Cette dose doit être progressivement augmentée de façon qu'au bout de quinze à vingt jours les malades en absorbent de trois à quatre kilogrammes par jour.

Les malades qui n'ont pas besoin d'un effet purgatif ou diurétique rejettent la peau et les pépins des graines de raisin.

Par la cure de raisin l'appétit est augmenté, on a une sensation de bien-être, de souplesse et d'agilité qui n'est pas habituelle. Les urines sont beaucoup plus abondantes. Le tissu graisseux prend également un développement marqué, car le raisin engraisse.

La cure de raisin convient à toutes les personnes qui ne jouissent pas de l'intégrité de leurs fonctions digestives, à toutes celles qui doivent être légèrement et longtemps purgées par un moyen qui peut être impunément employé même pendant plusieurs mois; à toutes celles qui souffrent d'une diarrhée incoercible. Les laryngites, bronchites, phtisies même tireront profit de cette cure. Les anémiques, les goutteux, les scrofuleux, les chlorotiques feront bien d'essayer cette médication.

Cette cure est contre-indiquée chez les personnes déjà trop grasses, ou chez celles qui ont une tendance marquée à le devenir. Pendant la période des règles, la femme doit s'abstenir de cette cure. La durée du traitement par le raisin doit être de trente jours au moins, et souvent de deux mois.

Riz. — Le riz entre pour une part considérable dans l'alimentation de la majeure partie des habitants du globe, plus de la moitié.

Le riz est de toutes les céréales, la plus employée par l'homme pour se nourrir; son emploi comme aliment se perd dans la nuit des temps.

Le riz possède de bonnes qualités nutritives que l'homme doit mettre à profit dans les climats chauds et secs, là où les forces digestives ne sont pas très puissantes. Dans nos climats tempérés, son importance est moindre; il n'a d'autre avantage que d'être d'une digestion facile et de permettre d'introduire une certaine variété dans l'alimentation.

Le riz est l'aliment léger que l'on prescrit aux convalescents, aux jeunes enfants pendant l'allaitement, aux malades atteints d'affections gastro-intestinales, à tous ceux, en un mot, dont les fonctions digestives sont peu actives.

Le riz ne laisse presque point dans sa digestion de résidu excrémentitiel, et est suivi, par conséquent, de selles peu abondantes; cette propriété, jointe à sa nature très adoucissante, a pour résultat de diminuer les inflammations intestinales, desquelles dépend souvent la diarrhée.

S

Salade. — On donne ce nom à une préparation culinaire dont la base est ordinairement constituée par des feuilles de végétal, auxquelles on ajoute du sel, de l'huile, du vinaigre et quelques condiments, tels que poivre, ciboule, ail, moutarde, etc., selon le goût des consommateurs.

Les plantes qui servent à préparer la salade croissent à l'état sauvage : pissenlit, cresson, etc. Le plus souvent, l'art du jardinier les rend plus tendres et plus savoureuses en leur fournissant de l'eau, de l'engrais et en soustrayant les feuilles centrales au contact de la lumière, à l'aide des feuill[illegible] externes maintenues par un lien.

La salade est l'accessoire obligé d'un bon repas, mais elle est peu nutritive par elle-même.

Beaucoup d'ouvrières des grandes villes abusent de la salade. Vite épluchée, bientôt prête, d'un prix modique, elle constitue souvent tout le repas. Beaucoup se ruinent la santé à ce régime-là.

Sanglier. — La chair du sanglier est très nutritive, mais la dureté de ses fibres et la graisse dont elles sont imprégnées la rendent d'une digestion difficile. Les côtelettes en sont la partie délicate.

Sardine. — On retire de la sardine une huile que l'on emploie aux mêmes usages thérapeutiques que celle fournie par le foie de la morue. On mange ces poissons ; à l'état frais, c'est un mets assez délicat ; on les sale, on les fume, on les fait mariner dans l'huile, et on les expédie sous ces différents états dans toutes les parties du monde. Celles qui sont conservées dans des boîtes de fer-blanc étamées avec de l'étain impur peuvent occasionner parfois des accidents assez graves.

Saucisses. — La saucisse est une portion de boyau de porc remplie de chair crue, fumée ou non, et hachée (chair de porc habituellement). Le saucisson ne diffère de la saucisse qu'en ce qu'il est plus gros et plus compact, et généralement d'un goût plus relevé. En Allemagne, où l'on fait une grande consommation de ces produits, on a souvent constaté des accidents gastro-intestinaux désignés sous le nom de *botulisme,* assez graves puisqu'ils se sont terminés parfois par la mort.

Les estomacs malades s'abstiendront de saucisses et de saucissons.

Seigle. — Tout le monde connaît l'importance du seigle pour l'alimentation de l'homme; on fait du pain avec sa farine, soit seule, soit mélangée. Mais ce pain est inférieur à celui de froment, il est plus lourd et médiocrement nourrissant, car il y a peu de gluten.

Dans les brasseries, le grain de seigle remplace souvent celui d'orge. Le grain de seigle est sujet à une singulière affection : on le voit s'allonger démesurément et former une sorte de corps oblong, brunâtre ou violacé, souvent courbe, qu'on a nommé *ergot de seigle*.

Lorsque les grains ergotés sont mêlés en proportion un peu forte aux grains sains, le pain fait avec ce mélange détermine des accidents redoutables, tels que la gangrène des membres.

L'ergot de seigle est fort employé en médecine, dans les accouchements, pour déterminer les contractions de l'utérus, dans les cas où l'inertie de cet organe rend l'accouchement impossible ou trop laborieux.

On l'emploie aussi avec succès pour arrêter les hémorragies, sous le nom d'*ergotinine*.

Sel. — L'usage du sel remonte à la plus haute antiquité; il faudrait tout un livre pour raconter l'histoire du sel.

Le sel entre dans toutes nos préparations culinaires. Il active et complète la cuisson de certains aliments, en reculant le point d'ébullition de l'eau dans laquelle on les fait cuire. Il augmente la salivation, réveille l'appétit et facilite la digestion. Il est impossible de se passer de sel, et des ordres religieux qui, dans un excès de zèle, ont voulu s'en priver, ont été obligés au bout de quelque temps d'y revenir.

La privation de sel appauvrit le sang; on maigrit très rapidement et toutes les fonctions se ralentissent.

Pris en excès, il irrite les voies digestives et produit également un état de maigreur et de marasme extraordinaire.

On donne des lavements d'eau salée qui font grand bien dans toutes les maladies de ventre. Une lotion d'eau salée est très efficace dans les ophtalmies légères, bien que ce remède de bonne femme soit ignoré de la médecine officielle.

Les dartres, les rougeurs ne résistent pas à quelques lotions d'eau salée, ce qui nous fait supposer que les bains d'eau salée seraient fort utiles dans les maladies de peau.

Tous les animaux sont très friands de sel. Il excite leur appétit et on l'ajoute avantageusement aux fourrages, surtout pour les animaux à l'engrais; il favorise la digestion et l'assimilation.

Il y a bien des siècles que l'on donne le sel aux animaux malades pour les guérir de la gale et de beaucoup d'autres maladies.

Le sel donné aux animaux augmente la qualité de leur chair ainsi que la production du lait. Il exerce également une action favorable sur l'ensemble des fonctions organiques, la conservation des forces musculaires et le travail produit par les animaux. Il double la proportion d'azote des urines et augmente ainsi la valeur des engrais.

Semoule. — La semoule, de quelque origine qu'elle soit (froment, riz ou pommes de terre) est toujours un aliment sain, de facile digestion et qui convient à tous les estomacs.

Sole. — La sole, l'un des poissons de mer les plus estimés, offre de précieuses ressources au cuisinier et procure un aliment léger, délicat et sain.

Les convalescents, les vieillards, les malades de l'estomac, peuvent manger des soles, ils en retireront grand profit.

Sucre. — La valeur nutritive du sucre est assez faible. Des animaux nourris exclusivement avec du sucre ont succombé en peu de temps, après un amaigrissement considérable. Mais il constitue un aliment de combustion, brûlé au contact de l'oxygène que fournit la respiration : il sert à entretenir la chaleur animale. Mais si le sucre ne nourrit pas ou très peu, il sert à la digestion.

Il convient surtout aux personnes qui ont la digestion stomacale pesante, par insuffisance de suc gastrique. Un verre d'eau fortement sucrée, non tiède, mais *très fraîche ou très chaude*. prise deux heures environ après le repas, précipite sensiblement le travail digestif.

Par contre, le sucre, les boissons sucrées, augmentent le *pyrosis* (brûlures au creux de l'estomac), les *acidités stomacales*.

Il ne faut pas donner de boissons sucrées aux malades ayant de la fièvre, car leur soif sera augmentée; les tisanes acidulées, non sucrées, seront mieux supportées.

Les constipés, les diabétiques, les goutteux, les rhumatisants, les malades de l'appareil pulmonaire, surtout les enfants, ne doivent user du sucre qu'avec modération. On dit quelquefois aux enfants que le sucre gâte leurs dents et sans s'en douter on avance là une grande vérité. L'usage immodéré du sucre produit de l'acide lactique qui attaque les dents.

T

Thé. — Le thé est rangé parmi les aliments dits d'épargne. Le thé est un excitant du système nerveux, au même titre que le café ; il a une action directe sur le cœur.

L'infusion de thé à *doses faibles* excite légèrement la circulation, active le travail de la digestion, stimule le système nerveux au point de donner au sujet plus d'énergie physique et intellectuelle et de le tenir plus éveillé. Il facilite aussi les urines.

A *hautes doses* prolongées, les effets du thé peuvent devenir fâcheux par son action irritante et toxique sur les voies digestives.

L'infusion de thé est la boisson habituelle des peuples de l'Extrême-Orient ; les Hollandais, les Anglais, les Russes, les Américains l'introduisent de plus en plus sur leurs tables. Elle convient surtout aux peuples des pays froids et humides qui consomment beaucoup d'aliments ; aux gros mangeurs, en général, en raison de son action stimulante ou générale et de ses qualités stomachiques ; aux sujets lymphatiques dont le système nerveux a besoin d'être soutenu.

Mais le thé réussit mal aux sujets nerveux, à ceux qui ont facilement des palpitations de cœur, aux dyspeptiques affectés de flatulence, enfin aux névropathiques.

Tomate. — La tomate est apéritive et rafraîchissante ; son goût acerbe stimule l'estomac paresseux. Aussi les peuples du Midi chez lesquels la chaleur rend les estomacs paresseux, font-ils une grande consommation de tomates. Mais les malades de l'estomac ne doivent pas manger de tomates.

On dit que la tomate guérit les hémorroïdes ; on mélange de la graisse et de la tomate en parties égales et après avoir fait bouillir jusqu'à évaporation de l'eau, on obtient une pommade qu'on applique chaque soir sur les hémorroïdes.

Truffe. — La truffe est un condiment fort estimé des gourmets, en raison de son arome. On n'est pas d'accord sur sa valeur comme aliment. Les uns la déclarent indigeste ; d'autres la proclament aussi nutritive que le champignon. La digestibilité des truffes varie avec les individus et les tempéraments.

Les arthritiques, les rhumatisants et les goutteux feront bien de s'en abstenir.

Vanille. — Son parfum l'a fait entrer dans les préparations culinaires. On dit qu'elle favorise la digestion des aliments gras, le chocolat vanillé est donc plus digestible que le chocolat ordinaire.

Veau. — Le veau se prête à tant de métamorphoses qu'on peut l'appeler le caméléon de la cuisine. Il est peu d'animaux qu'on présente à nos estomacs sous des formes plus diverses. Beaucoup cependant trouvent sa chair fadasse et bonne tout au plus pour les malades.

Il est certain que les vieillards et les malades de l'estomac trouvent dans le veau une viande qui, certes, n'est pas trop nourrissante, mais qui se digère facilement.

Viande. — Depuis les temps les plus reculés, on constate que la viande faisait partie de l'alimentation de l'homme. Car la viande est l'aliment par excellence; il développe au plus haut degré les forces musculaires de l'homme et, à poids égal, lui fournit une alimentation beaucoup plus rémunératrice que celle que lui donnerait toute autre substance. La raison en est facile à comprendre, il y a identité presque complète de composition entre la chair musculaire des grands animaux et celle de l'homme. Dans nos campagnes, le régime animal est encore peu répandu. Il y a une cinquantaine d'années, beaucoup de cultivateurs ne mangeaient de la viande qu'une fois par an, d'autres trois ou quatre fois par an, ou d'autres une fois par semaine. Le peu de vigueur que ces campagnards déploient, la lenteur de leur travail n'ont pas d'autre origine que cette alimentation insuffisante.

Toutefois, dans les grandes villes, on tombe dans l'excès contraire, on abuse du régime de la viande. A Paris, par exemple, on a calculé que chaque Parisien mangeait 95 kilogrammes de viande par an. C'est trop et c'est peut-être à cette suralimentation carnée qu'il faut attribuer la fréquence de cette maladie si redoutable, l'appendicite.

On donne aujourd'hui la viande crue *râpée* et *non hachée* aux débilités, et cela avec succès. On la donne aux enfants dans les cas de rachitisme, d'anémie, de diarrhée, de dentition, d'inflammations chroniques de l'intestin.

On la donne aux anémiques et aux tuberculeux.

Vin. — Le vin est une excellente boisson alimentaire, très hygiénique. Il renferme des principes toniques et nutritifs. Il est bon de faire remarquer que le vin naturel ne produit pour ainsi dire pas l'*alcoolisme*, cette maladie est surtout engendrée par les alcools de mauvaise qualité et n'est engendrée par l'abus du vin que lorsque celui-ci est additionné de mauvais alcools.

Le vin naturel pris en quantité modérée aide aux fonctions digestives, c'est un stimulant des différentes parties du tube digestif. Pris en excès, il produit l'ivresse.

Vinaigre. — Le vinaigre n'est autre chose que du vin aigri; du moins, il en était ainsi autrefois. Les choses ont changé, les vins n'entrent que pour une faible part dans l'obtention de ce produit; tout liquide alcoolique ou susceptible de le devenir par fermentation sert aujourd'hui à produire du vinaigre.

Le vinaigre n'a aucune action nutritive, ce n'est qu'un condiment et un excitant des fonctions digestives. Au lieu de prendre dans le commerce des vinaigres plus ou moins bien préparés, faites-en vous-même, en suivant cette formule :

Acide acétique pur cristallisable . .	80 grammes.
Eau distillée	920 —

On mélange et on laisse macérer pendant un mois en présence de plantes aromatiques (estragon et autres).

AVIS IMPORTANT

Toutes les personnes désireuses de soigner leur constipation ou leurs maux d'estomac, avec notre méthode de traitement exclusivement composé de plantes et d'extraits végétaux, n'auront qu'à répondre aux questions posées dans ce questionnaire. Elles détacheront les feuillets et les enverront à M. le Directeur de la Clinique des maladies de l'estomac, rue du Temple, 187, à Paris, qui leur répondra dans le plus bref délai possible.

Les malades ne devront pas craindre de nous ennuyer en nous écrivant de longues lettres, dans lesquelles ils mettront tous les renseignements qui leur paraîtront nécessaires. Nous nous mettons également à leur disposition pour les renseigner sur toutes les autres maladies dont ils pourraient être atteints.

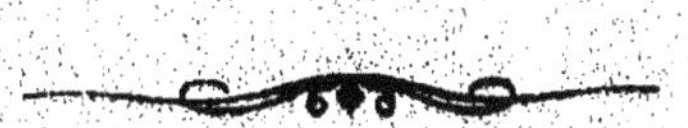

QUESTIONNAIRE

Que devront remplir tous les constipés et les malades de l'estomac désireux de suivre notre traitement par les plantes.

Votre âge? ....

Sexe? ....

Comment avez-vous été nourri? ....
(sein, biberon, par votre mère, par une nourrice.)

Avez-vous eu l'entérite dans l'enfance? ....

A quel âge avez-vous marché? ....

Avez-vous eu la gourme? ....

Avez-vous des malformations? ....

Avez-vous des infirmités? ....

A quel âge sont morts vos parents? ....

De quoi sont-ils morts? ....

Avez-vous des frères ou sœurs? ....

Sont-ils tous en vie? ....

Sont-ils maladifs? ....

A quel âge avez-vous été formée? ....

Quelle est la couleur de vos cheveux? ....

Quelle est la couleur de votre barbe? ....

Quelle est la couleur de votre teint? ....

Êtes-vous gros? ....

Êtes-vous maigre? ....

Êtes-vous grand? ....

Êtes-vous petit? ....

Êtes-vous nerveux? ....

Êtes-vous lymphatique? ....

Êtes-vous sanguin? ....

Êtes-vous herpétique? ....

Avez-vous toutes vos dents? ....

Êtes-vous marié? ....

Êtes-vous père de famille? ....

Vos enfants sont-ils bien portants? ....

Votre femme est-elle malade? ....

Fumez-vous? ....

Mangez-vous beaucoup? ....

Buvez-vous de l'alcool? ....

Avez-vous des repas réguliers? ....

Quand souffrez-vous? le jour? la nuit? ....

Combien de temps après les repas? ....

A quel endroit siège la douleur? ....

Au creux de l'estomac? ....

Aux côtes, à droite? ....

Aux côtes, à gauche? ....

Au nombril? ....

Dans le bas-ventre, à droite? ....

Dans le bas-ventre, à gauche? ....

Aux reins? ....

Au cœur? ....

A la poitrine? ....

A l'épaule? ....

Votre ventre se ballonne-t-il après les repas? ....

Quand allez-vous à la selle? ....

(Tous les jours, tous les 2 jours, etc.)

Quelle est la nature de vos selles? ....

Rendez-vous des graviers? ....

Rendez-vous des vers? ....

Rendez-vous des membranes? ....

Avez-vous des crises de diarrhée? ....

Souffrez-vous en allant à la selle? ....

Avez-vous des hémorroïdes? ....

Avez-vous une fistule? ....

Quels aliments rendez-vous sans les digérer? ....

Quels sont ceux qui digèrent mal? ....

Avez-vous la langue sale? ....

Avez-vous l'haleine fétide? ....

Avez-vous mal à la tête? ....

Marchez-vous beaucoup? ....

Vivez-vous au grand air? ....

Toussez-vous? ....

Avez-vous des crises nerveuses? ....

Avez-vous des palpitations? ....

Urinez-vous la nuit? ....

Quelle est la couleur de vos urines? ....

Laissent-elles un dépôt? ....

Transpirez-vous la nuit? ....

Souffrez-vous au moment des règles? ....

Viennent-elles regulièrement? ....

Le sang est-il rouge ou noir? ....

Y a-t-il des caillots, des membranes? ....

Combien de temps durent-elles? ....

Souffrez-vous de la matrice? ....

Souffrez-vous du bas-ventre? ....

Avez-vous des pertes blanches?

Avez-vous des pertes jaunes ou vertes?

Avez-vous des pertes de sang?

Avez-vous des vertiges?

Avez-vous des étranglements?

Avez-vous des bâillements?

Avez-vous des vomissements?

Avez-vous des renvois?

Avez-vous des gaz?

Digérez-vous le lard?

Que ne digérez-vous pas?

Les excès vous font-ils mal à l'estomac?

Urinez-vous après une crise?

Transpirez-vous pendant une crise?

Avez-vous les pieds toujours froids?

Avez-vous de l'urticaire?

Avez-vous de l'herpès?

Digérez-vous vite?

Certaines choses vous influencent-elles?

TABLE DES MATIÈRES

Bordeaux. — Impr. G. Gounouilhou, rue Guiraude, 11.

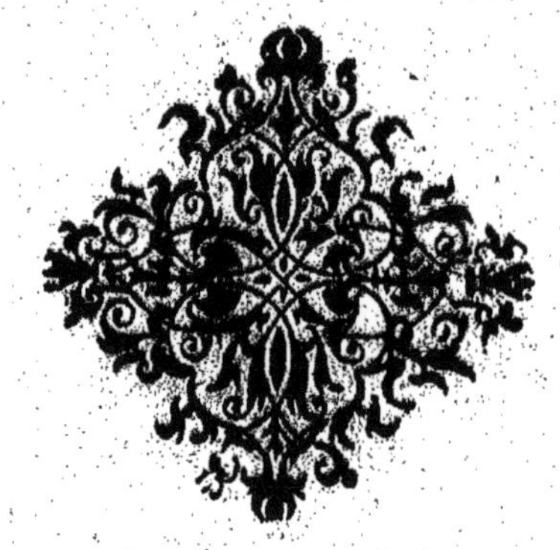

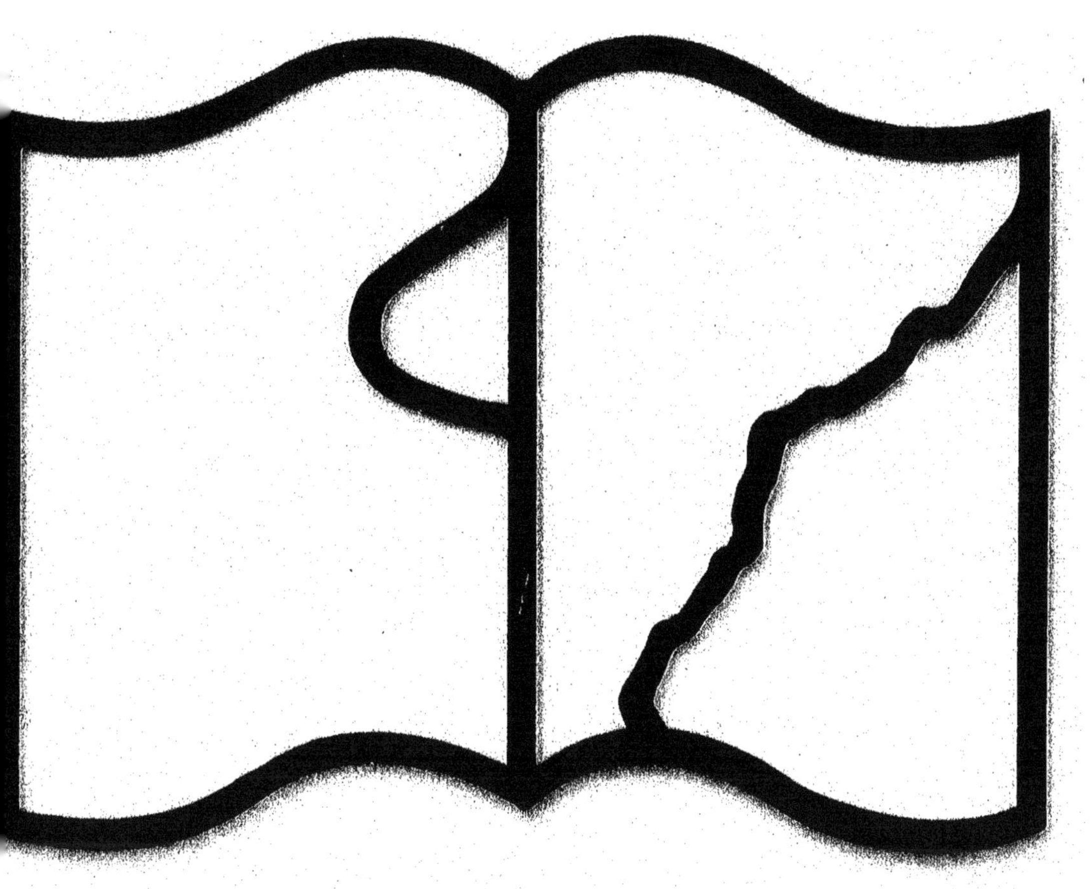

Texte détérioré — reliure défectueuse

NF Z 43-120-11

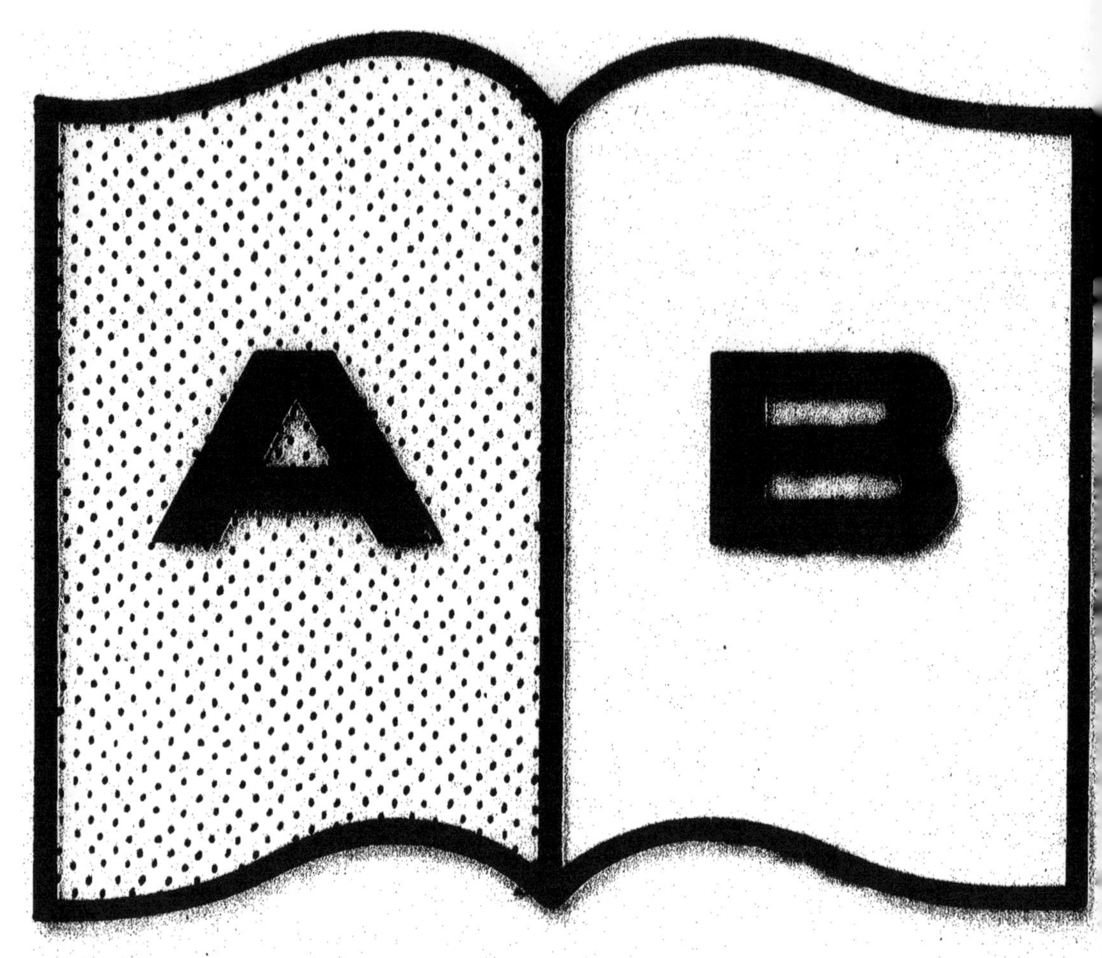

Contraste insuffisant

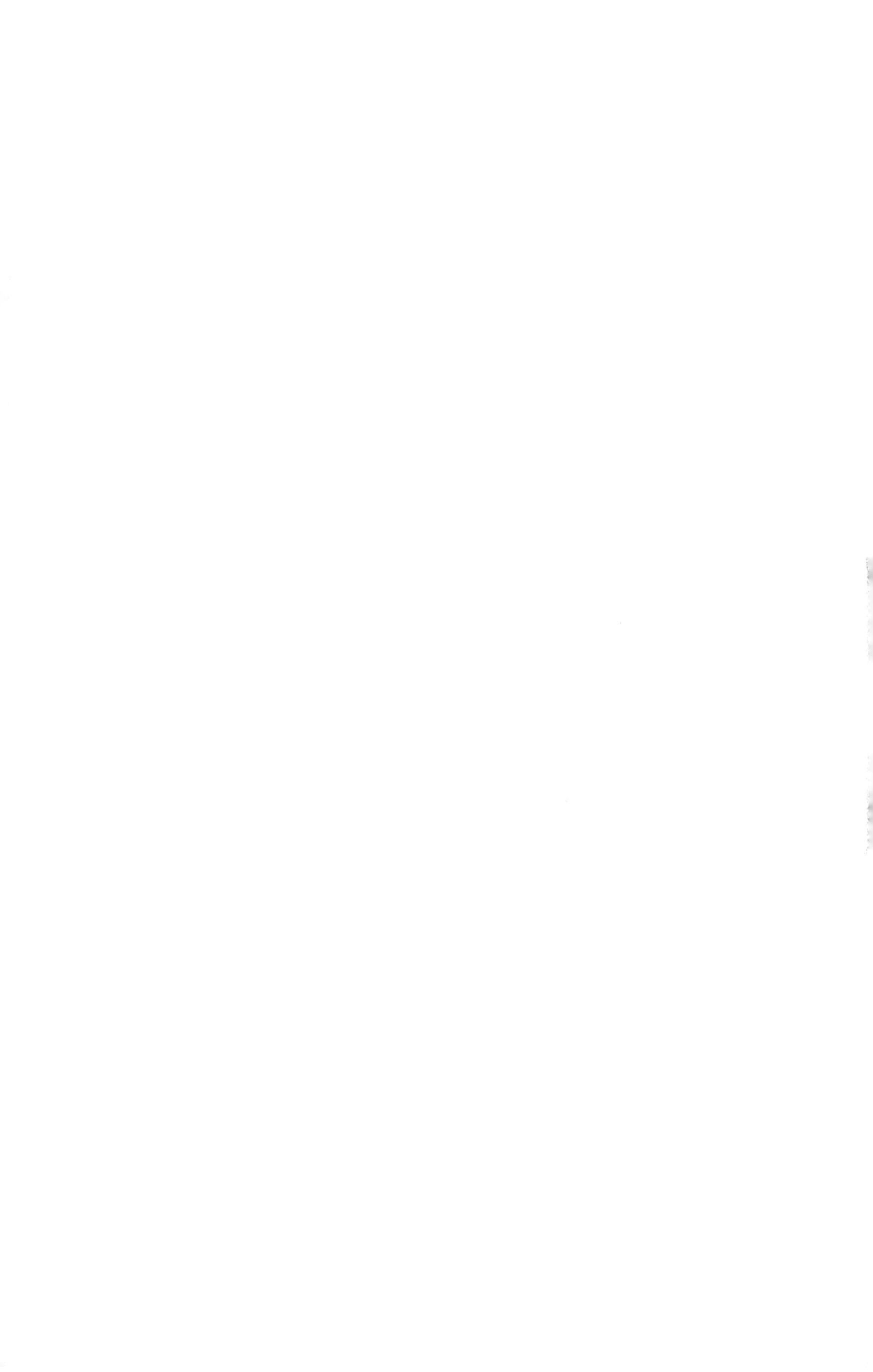

www.ingramcontent.com/pod-product-compliance
Ingram Content Group UK Ltd.
Pitfield, Milton Keynes, MK11 3LW, UK
UKHW012219240726
13966UKWH00003B/857

9 782012 873353